低碳水瘦身公式

最正確又美味的120道低碳菜單，
4週就能成功減重6kg

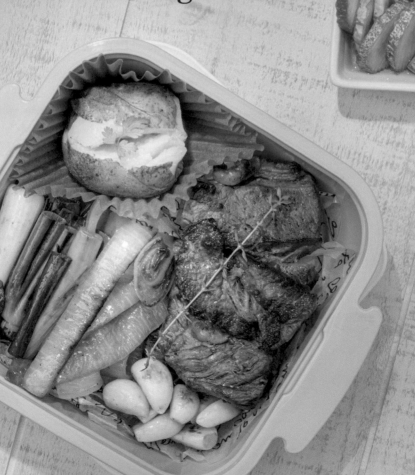

作者——李瑞慶　翻譯——魏汝安

雖然緩慢，但確實會慢慢地感受到身體變化的飲食法

你會認為許多減肥方法都一樣，低碳高脂也會紅極一時又消失匿跡，這也是情有可原。因為流行的低碳高脂菜單，顛覆了我數年來專攻的營養學內容，而且在媒體上看到低碳高脂的第一印象，也不是那麼的好。

又被稱為生酮飲食的食療法，可以盡情地喝酒，也沒有卡路里的限制，只是何種型態的碳水化合物都不可以攝取，真的是個高風險、挑戰至極的菜單。身體為維持健康，需攝取50～60%的碳水化合物是營養學界的建議。飽和脂肪會引起心血管疾病的各項論文證據，以及對於減重中最重要的卡路里計算完全一概無視。因此，生酮減肥法被認為會引起嚴重的健康問題。

不過，即便此減肥法有所爭議，但1、2年過去，使用生酮飲食法的人逐漸增加，而且市場也大幅度成長。不僅如此，也有擔任健身中心、醫院等的菜單諮詢營養師，藉由生酮菜單減重或是成功控制血糖的案例。我還遇過用

生酮法在一天內攝取將近5,000大卡熱量的健美人士，聽他述說長時間使用低碳菜單的益處。

　　這使我萌生了需要更加詳細了解生酮飲食的念頭。我找了相關論文，也詢問了實踐生酮飲食的人，並實際觀察這些人的素顏。最終，我得出了「適當的低碳菜單對人體有益」的結論。假如一天建議攝取熱量的20～40%為碳水化合物，這個論點與我到目前為止所涉略到的「均衡菜單」有很大差距，但我認為生酮飲食是充分具有推薦價值。但是，許多開始低碳高脂的人，因為內心期待快速見效，以及必須徹底去除碳水化合物等沒有根據的不安感下，使用了極端的低碳菜單。

　　我希望讀了這本書的人，能實踐適度的低碳菜單、找回健康的人生並提高生活品質，成為正確的低碳瘦身公式的見證人。

一整本書都是菜單！

你知道根據早、中、晚的分別，所需要的卡路里都不同嗎？這裡集結了營養師依據餐別所計算過的菜單，幫助你確實減量。專業體重管理營養師一一仔細地計算出卡路里、碳水含量、營養成分，根據早、中、晚餐，設計出4週沒有重複的菜單。不用擔心低碳菜單該如何吃，只要選出每天想吃的料理，就能完成低碳菜單囉！

☞ **小叮嚀**

√　每道食譜都是以1份爲基準，每個食譜的營養成分、卡路里和碳水含量也是以1份爲基準。

√　目標體重以身高160公分、體重70公斤的女性爲基準，根據年齡、肌肉量、活動量等，實際減重結果會有不同。

√　每道食譜預算的材料費會依據物價、購買處、地區等狀況有所差異。

√　每道食譜所需的時間，可能根據料理環境、道具以及個人因素有所差異。

√　特別篇「減重後的不復胖菜單」，是結束了低碳飲食後，介紹不會復胖的低卡飲食，混合低碳食譜和一般食譜。

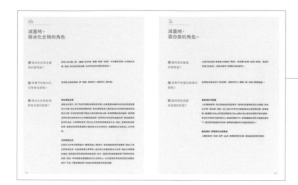

☞ 此書的特色

●易懂的低碳基礎知識

裡頭包含採取低碳飲食一定要知道的詳細基礎知識。關於碳水化合物、蛋白質、脂肪的角色、低碳菜單副作用、市售低碳零食、減重輔助品的真相,以及不能採用低碳菜單的族群等,務必要先了解才能開始進行低碳飲食。

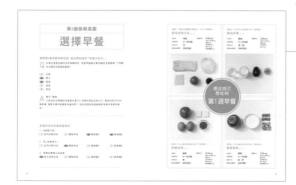

●以卡路里·碳水化合物含量作為餐別的4種低碳食譜方案!

以「不運動也能減6公斤」為目標,以餐別分類,介紹4道卡路里和純碳水含量接近的食譜。好比想要集滿每個郵戳一樣,帶著雀躍的心情,來完成4週低碳飲食挑戰。

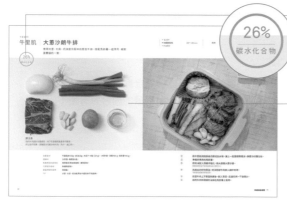

●純碳水化合物含量標示

在低碳菜單中,最重要的就是標示每個食譜中純碳水化合物的含量,藉以達成聰明的減肥法。

●聚焦在食材上,專業營養師的健康低碳菜單

所介紹的食譜不是只著重在卡路里和碳水化合物含量,還有食材本身的營養和風味。包含食材相關的各種資訊,再加上我對於食材的完整瞭解,所製訂出的健康低碳菜單。

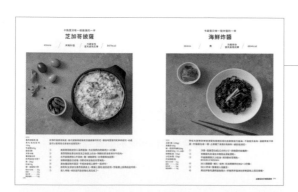

●收錄減重完後也不怕復胖的食譜

您是否擔心當減完肥回到日常飲食後會復胖呢?囊括我們日常喜愛的食物——辣炒年糕、炸醬麵、泡麵、披薩,以及甜甜好喝的飲料,變成卡路里只有「一半」的低碳菜單。如此一來,我們就能和不復胖的減重「安全掰掰」!

☞ 4週完成低碳飲食挑戰
食譜這樣用！

菜單天天換！
一日三餐菜單不重複，
一起愉快地減重吧！

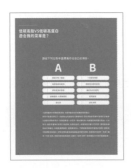

STEP. 1

我是低碳高脂派？還是低碳高蛋白派？
請先選擇適合自身的低碳挑戰。

↓

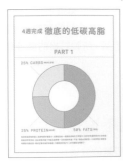

翻至該頁面！

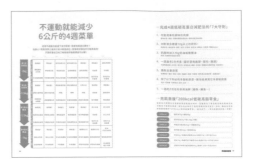

STEP. 2

在正式開始挑戰前，請先確定該遵守的規則、喜
歡吃的零食，還有推薦菜單。

↓

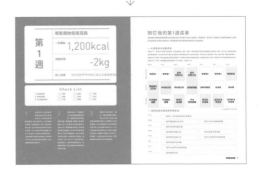

STEP. 3

確認檢核表，並檢查自身的身體狀態。
依據身體狀態，每一週著重的內容會有所不同。

↓

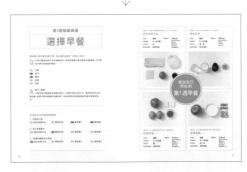

STEP. 4

請選擇今日早餐想吃的菜單。

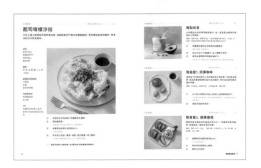

STEP. 5

照著選出的菜單食譜，愉快地料理用餐吧！

↓

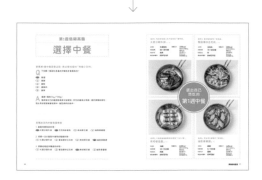

STEP. 6

到了午餐時間嗎？
請從今天的午餐清單中選出一道想吃的料理。

↓

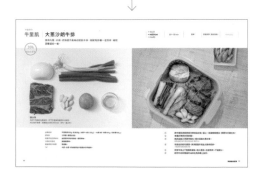

STEP. 7

照著選出的菜單食譜，愉快地料理用餐吧！

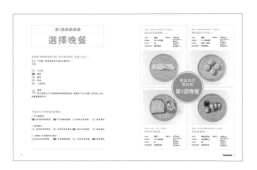

STEP. 8

晚餐也不例外喔，請從晚餐清單中挑選出一道看
起來美味的菜單。

↓

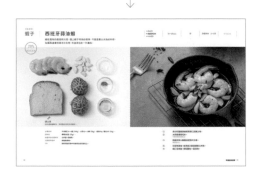

STEP. 9

看了所選菜單詳細的食譜後，愉快地料理吧！
＊如有需要，請預先做好「準備低碳菜單」中介紹
的低碳主食（如花椰菜米或薏仁）和醬料。

↓

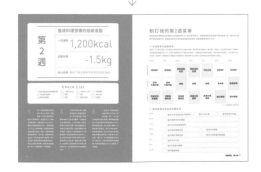

STEP. 10

這一週是否有好好完成低碳菜單呢？
那麼，請翻到第2週確認檢核表，決定是否要採用
第2週的菜單，還是繼續使用第1週的菜單。

準備低碳菜單

004　前言
006　使用方法

**體重管理營養師告訴你，
減重的真相！**

014　減肥總是又失敗的原因
016　減重時，碳水化合物的角色
017　減重時，蛋白質的角色
018　減重時，脂肪的角色
019　控制食慾的小技巧
020　低碳菜單和減重輔助食品

製作低碳主食

042　蔬菜飯
043　蒟蒻飯
044　蕈菇飯
045　牛絞肉豆芽菜飯
046　馬鈴薯飯

執行低碳菜單前的條件確認！

021　擬定低碳菜單時的注意事項
023　哪些人不適合低碳菜單
024　低碳高脂V.S低碳高蛋白
　　　適合我的菜單是？
025　低碳菜單活用法
026　低碳菜單計量法
028　低碳菜單4週一定要避開的東西
028　開始低碳菜單3天前的準備事項
029　營養標示怎麼看
030　低碳菜單Q & A

製作基本醬料

047　辣油
047　芥末美乃滋
048　番茄辣椒醬
048　生薑蔥油
049　花生奶油肉燥
049　山蒜醬
050　芥末醬油
050　義式肉醬
051　豆腐優格醬
051　青醬

正式準備低碳菜單

032　必要的基本材料
033　食材處理法
034　食材保存法
034　這樣吃，可以再瘦一點！
035　便當盒挑選法
036　低碳菜單推薦品項
038　沒時間準備低碳菜單！
　　　便利商店推薦品項
039　星巴克飲料推薦品項

製作下飯小菜

052　醋醃蒜頭
052　醋醃嫩薑
053　無糖酸黃瓜
053　低鹽芝麻葉醬菜
054　低鹽白泡菜
054　天然甜味的炒洋蔥
055　芥末韭菜

**第1週
輕鬆開始的低碳高脂**

**選出自己想吃的
第1週早餐**

064　起司培根沙拉
065　酪梨奶昔
065　防彈咖啡
065　蘋果優格

**選出自己想吃的
第1週午餐**

068　大蔥牛排
070　蕈菇爆炒五花肉
072　烤培根豆腐
074　滷蒜香雞翅

**選出自己想吃的
第1週晚餐**

078　起司奶油雞蛋捲
080　芥末鮪魚飯糰
082　西班牙蒜油蝦
084　脆皮燒肉

4週完成 徹底的低碳高脂

058　不運動就能減掉6公斤的4週菜單
059　完成4週低碳高脂減肥法的「七大守則」
059　低碳高脂零食

第2週
養成料理習慣的低碳高脂

**選出自己想吃的
第2週早餐**
090　牛肉沙拉
091　椰奶香蕉奶昔
091　防彈咖啡
091　花生奶油吐司

**選出自己想吃的
第2週午餐**
094　烤鴨
096　調味大醬拌飯
098　義式肉醬燒豆腐
100　雞蛋飯捲

**選出自己想吃的
第2週晚餐**
104　泡菜燉豬背骨
106　麻婆豆腐蓋飯
108　辣炒雞腳
110　蒟蒻涼拌烏龍麵

第3週
適應低卡路里的低碳高脂

**選出自己想吃的
第3週早餐**
116　瑞可塔起司番茄沙拉
117　杏仁牛奶奶昔
117　防彈咖啡與起司
117　雞蛋配堅果

**選出自己想吃的
第3週午餐**
120　鮪魚雞蛋粥
122　燕麥奶油濃湯
124　雞肉起司捲餅
126　牛胸肉拌麵

**選出自己想吃的
第3週晚餐**
130　牛胸肉炒韭菜
132　香草大蒜烤鯖魚
134　烤培根青花菜
136　焗烤牛肉馬鈴薯

第4週
沒有自由餐的完美低碳高脂

**選出自己想吃的
第4週早餐**
142　雞腿肉沙拉
143　奶油巧克力奶昔
143　藍莓優格和防彈咖啡
143　蘋果酪梨

**選出自己想吃的
第4週午餐**
146　蘿蔔泡菜牛五花炒飯
148　鮪魚菇菇煎餅
150　奶油生蝦蓋飯
152　蔬菜五花肉

**選出自己想吃的
第4週晚餐**
156　烤蒜味松阪豬
158　烤奶油鮭魚
160　牛排蓋飯
162　白醬鮮蝦義大利麵

PART 2

4週完成 **正確的低碳蛋白**

058　不運動就能減少6公斤的4週菜單
059　完成4週低碳高蛋白減肥法的「7大守則」
059　低碳高蛋白零食

第1週
輕鬆開始的低碳高蛋白

第2週
養成料理習慣低碳高蛋白

第3週
適應低卡路里低碳高蛋白

**選出自己想吃的
第1週早餐**

172　科布沙拉
173　黑豆香蕉奶昔
173　雞胸肉沙拉
173　水煮蛋配蘋果

**選出自己想吃的
第1週午餐**

176　肉絲滿滿的雜菜
178　醬油蒜味雞肉飯糰
180　魷魚蓋飯
182　雞蛋豆豆三明治

**選出自己想吃的
第1週晚餐**

186　醬滷香菇雞胸肉
188　叉燒蓋飯
190　海鮮炒烏龍
192　高麗菜千層麵

**選出自己想吃的
第2週早餐**

198　鮮蝦沙拉
199　莓果黑豆優格奶昔
199　烤雞胸肉
199　黑豆牛奶

**選出自己想吃的
第2週午餐**

202　鮪魚豆腐雞蛋飯
204　蕃茄起司歐姆蛋
206　涼拌雞胸肉
208　牛肉飯捲

**選出自己想吃的
第2週晚餐**

212　豆腐雞排炒飯
214　鮮蝦蕈菇義大利麵
216　章魚拌麵
218　焗烤豆腐

**選出自己想吃的
第3週早餐**

224　雞胸肉沙拉
225　奶油豆奶昔
225　蛋白質豆奶奶昔
225　奇異果優格

**選出自己想吃的
第3週午餐**

228　蒸豆腐雞蛋
230　章魚泡菜粥
232　蕈菇喜麵
234　涼拌牛膝肉

**選出自己想吃的
第3週晚餐**

238　燉雞柳
240　鮮菇牛肉
242　辣炒豬肉
244　酒蒸蒟蒻海瓜子

減重後的不復胖菜單

第4週
沒有自由餐的完美低碳高蛋白

選出自己想吃的
第4週早餐
250 蟹肉沙拉
251 菠菜豆漿奶昔
251 高蛋白杏仁飲
251 豆腐雞蛋

選出自己想吃的
第4週午餐
254 雞胸肉三明治
256 溏心蛋
258 蒜香烤白腹魚
260 鮮蝦魚板

選出自己想吃的
第4週晚餐
264 醬滷牛肉蓋飯
266 鮪魚豆腐粥
268 清蒸雞胸肉青花菜
270 牛肉涮涮鍋

276 烤雞
277 辣炒年糕
278 芝加哥披薩
279 海鮮炸醬
280 牛胸肉辣湯麵
281 海鮮泡麵
282 牛肉奶油燉飯
283 居家早午餐1
284 居家早午餐2
285 消水腫果汁
286 解酒果汁
287 奇亞籽奶昔
288 無糖巧克力拿鐵
289 無糖抹茶拿鐵
290 無糖紅茶拿鐵
291 無糖黑芝麻拿鐵
292 無糖草莓拿鐵
293 無糖煉乳拿鐵
294 無糖無酒精Mojito
295 減醣南瓜起司蛋糕
296 減醣紅蘿蔔蛋糕
297 減醣提拉米蘇
298 減醣奇亞籽堅果棒
299 減醣巧克力蛋白棒

體重管理營養師告訴你，減重的眞相！

減肥總是失敗的原因

有句話說「減肥是畢生的課題」。「減肥」每個人都會，但大多不是半途而廢，就是在達成目標後無法維持體重，而再次陷入挫折當中，就像莫比烏斯帶（是一種只有一個面【表面】和一條邊界的曲面，也是一種重要的拓撲學結構。）一樣無限循環。做了七年的減肥諮商，讓我了解到一件事，雖然減肥失敗的原因有很多種，但深入剖析來看，每個減重失敗的模式都是差不多的。所以，以我那段期間的經驗為根基，告訴你人們減肥失敗最常見的四大原因，要是覺得說的正是「我的故事」，比起少吃多動，首先，要先集中解決下列問題。

❶ 內心過於焦急

減肥中途放棄的人，有一項最明顯的特徵就是「內心過於焦急」。一心想著要快點瘦下來，所以會採取斷食或是節食，以及平時不會做的運動讓身體負擔超載。或是被誇大不實的廣告吸引，食用沒通過驗證的減肥補助品。這些方式在初期都能達到減少體重的效果，但問題是這些方法無法持久。那麼會變得怎麼樣呢？減肥初期如果就利用過渡激烈的方式，所花時間雖短，但很快就會復胖，甚至超過原先體重。為此悲恨爆發的人並不在少數，因為內心覺得所迎來的是堅持努力後的背叛。所以，如果你的目標不是只為了一時的苗條，那就請先放下你的急躁吧。

❷ 食之無味的減肥

造成減肥中途放棄的第二個原因是食之無味（不好吃）的減肥菜單。世上有多少美食啊！熟悉的美食有炸雞、披薩、香醇的咖啡、巧克力等等，如果平時常吃的食物就在你眼前，很難不被誘惑吧！所以，減肥時，能滿足味覺的美食是非常重要的。為了滿足這點，一天有一餐可以隨意吃，其餘照著減肥菜單攝取或是減少喜歡吃的食物的份量，我是以此為方向做規劃的菜單管理法。親自料理低卡路里食物來吃也是很不錯的方法。我個人真的很喜歡吃白醬燉飯，如果在減重時期卻很想吃的話，我會用蒟蒻來代替白飯 (p.282)。這樣就算沒有百分百滿足，但也能享受到90分的料理。

❸沒有考量身體狀況的減肥法

第三點，沒有考量自身狀態，也是造成減肥失敗的原因。這個情況，是因為在開始減肥前沒有仔細了解自身狀況，結果越減越有問題，這表示需要優先考慮的是「當前的體重」。因為以開始減肥的時間為基準，運動以及飲食這兩種方法的效果會不同。舉例來說，如果是重度肥胖，比起運動，首先應當改善飲食，將體重減至一定程度。在重度肥胖的狀態下運動，容易使膝蓋或腰部受傷，可能造成減肥中斷。如果說你是過重或肥胖，只要了解自己的體力和身體狀況，就能在運動和飲食改善上做調整。最後是體重正常，但想要去除贅肉、穿上美美的牛仔褲等而減重的人，我會建議將焦點放在運動上，會比飲食更有成效。對於體重正常的人來說，可能比較沒有飲食上的問題，如果想單靠菜單調整就能看到顯著的效果，那就需要攝取更少的份量，這樣反而會讓肌肉量和基礎代謝量下降，變成更容易復胖的體質。反之，如果此時將重點放在運動上，就能打造不易復胖的體質，身體也會變得更加緊實，這正是建議運動的原因。

❹養成良好的飲食習慣

我在擔任減重教練的時候，認為飲食習慣是減重最重要的部分。一般減肥成功後會復胖大多都跟這點有關。我來舉個例子吧！有一位80公斤的女性，她一週三天喝酒，搭配高油的下酒菜，而且完全不運動。因此，她感到身體漸漸變得笨重，決定要減肥。在減肥時，她每天運動一小時並只攝取1,200kcal的便當。就這樣三個月後，她減到60公斤，恢復正常體重，她想著這樣就夠了。隔天，她又開始喝點小酒，也與運動漸行漸遠。不久後，又恢復到三個月前的狀況，每週喝三天酒而且完全不運動。這位女性不復胖的可能性有多少呢？我看是0。我們的身體並不會認為「你這三個月來辛苦了，之後一年不管你的生活型態怎樣，都會維持在這個體重」。結論是為了避免復胖，必須維持在減肥中養成的良好飲食習慣以及運動習慣。許多人在成功減重後，就會回到舊有不對的、容易發胖的飲食習慣，想必這樣內心一定會感到很挫折吧！因為那段時間的努力化為了泡影。但是，只要稍微思考一下，這也是正常的。所以在減肥期間，只要養成了平時維持起來也不感到負擔的飲食習慣或是運動習慣，就應該要努力維持。減重初期為了逼自己調整是很艱困難熬的，但等身體開始適應後，維持起來就相對輕鬆了。

聽完減肥最容易失敗的四大要素之後，您有什麼想法嗎？如果有戳中切身之痛，請記得必須從該處開始改變起喔。

減重時，
碳水化合物的角色

❶ 碳水化合物含量高的食物是？

穀物（如米飯、麥）、醣類（如砂糖、寡醣、糖漿、蜂蜜）、大多數的豆類、大多數的水果、蔬菜（特別是與馬鈴薯、地瓜同性質的澱粉型蔬菜）。

❷ 如果不吃碳水化合物會怎麼樣？

容易缺乏膳食纖維、鉀、葉酸、維他命C、維他命K、鎂和錳。

❸ 碳水化合物對減肥有怎樣的影響？

增加運動效果

運動效率提升，除了有助於運動後增加肌肉量，在做重量訓練時也有助於舉起更重的公斤數，並且也能增長運動時間。而且運動後馬上補充碳水化合物會促使於肌肉蛋白分解，不過如果想儘可能防止肌肉蛋白被分解，則需要胰島素的幫助。雖然胰島素的角色是將碳水化合物轉換成脂肪，但同時它也扮演合成蛋白質、增長或保有肌肉的角色。大家都知道吧？碳水化合物會刺激胰島素分泌，因此，就算採取低碳菜單，運動前後還是要攝取少量的碳水化合物為佳，具體攝取方法會在p.30中說明。

立即有飽足感

在碳水化合物的種類當中，醣類是被人體消化、吸收速度最快的營養素，因此才會立即有飽足感。在食用低碳水菜單時，由於缺少足量的碳水化合物，因此必須慢慢地進食，直到蛋白質和脂肪帶來飽足感，此外，還得忍耐餐後飽足感下降帶來的空虛感。而且，平時越是喜歡攝取碳水化合物的人，在中途想吃零食的慾望也會更加強烈。不過，只要身體適應了低碳水菜單後狀況就會減緩。

減重時，
蛋白質的角色。

❶ 蛋白質含量高的食物是？

大部分的肉類，家禽類（如雞肉、鴨肉）、魚貝類（如魚、蛤蜊、魷魚）、某部分豆類（如黑豆）、某部分起司（如莫札瑞拉起司）。

❷ 如果不吃蛋白質會怎麼樣？

容易缺乏維他命D（魚貝類）、維他命B12、鐵質、碘、肉鹼（類胺基酸）。

❸ 蛋白質對減肥有怎樣的影響？

最高消化代謝量

人在攝取食物、消化到吸收這段過程中，使用的能量稱為消化代謝量。碳水化合物、蛋白質、脂肪，這三者之中消化代謝量最多的就是蛋白質。舉例來說，每攝取100kcal的蛋白質，就有25kcal會在消化吸收的過程中被代謝掉，碳水化合物的代謝率為5%，脂肪則僅有3%。意味著攝取相同卡路里的情況下，蛋白質含量越多的菜單，實際留在體內的卡路里相對較少。

肌肉蛋白、賀爾蒙的合成要素

人體的肌肉、毛髮、指甲、血液、賀爾蒙等的合成，都與蛋白質密切相關。

減重時，
脂肪的角色。

❶ 脂肪含量高的食物是？

植物性油脂（如橄欖油、香油）、動物性油脂（如奶油、豬油）、大部分的堅果類、種子、酪梨、某部分的起司（如切達起司、奶油起司）。

❷ 如果不吃脂肪會怎麼樣？

容易缺乏維他命E（尤其是植物性脂肪）。

❸ 脂肪對減肥有怎樣的影響？

維持長時間的飽足感

當脂肪從胃到小腸會分CCK（cholecystokinin，膽囊收縮素）向大腦傳送飽足感的訊號。但是，在開始進食後至少要花20分鐘才會感受到。感受到飽足感所需的時間較碳水化合物來得較長一些。不過因爲每1g脂肪的卡路里也比碳水化合物高，且需要長時間慢慢地消化吸收，所以飽足感也能維持較久。

提供酮體生成的能量

我們身體的臟器和肌肉，大部分都能使用所有的碳水化合物、蛋白質和脂肪作爲能量。而大腦只能使用碳水化合物裡的葡萄糖及一種稱爲酮體的物質。當體內的碳水化合物不足時才會產生酮體，酮體主要是藉由分解脂肪和蛋白質生成。採用低碳菜單初期，由於缺少碳水化合物，在酮體產生前的期間，大腦沒有足夠能量，因此會出現注意力下降、頭暈等症狀。當身體適應了低碳菜單，轉變爲能活用脂肪的體質時，症狀就會好轉。不過，要是頭暈或注意力下降的狀況太過嚴重，影響日常生活，建議攝取葡萄糖糖果（藥局有販售）。

控制食慾的
小技巧

減肥的頭號敵人就是食慾！由於低碳菜單很難立即感受到飽足感，就算吃足夠份量，也可能總是餓得發慌。接著，就來告訴你，如何輕鬆戰勝食慾吧！

❶ 攝取足夠水分

當大腦感到缺水會誤以為是肚子餓。在採用低碳菜單時，由於身體的酮體指數升高會稍微引起脫水反應，因而容易感到飢餓。因此，必須攝取足夠的水分，每兩個小時攝取300ml，一天攝取到1.5～2L的水量為佳。需注意的是，不要一口氣喝太多，分次飲用比較不會造成負擔。

❷ 細嚼慢嚥

低碳菜單要讓大腦感受到飽足感需要較多的時間，如果進食速度太快，說不定在感受到飽足感之前已經吃得過量了。請努力試著將用餐時間拉長到至少20分鐘以上。

❸ 養成下廚的習慣

此點並非因為這是本食譜書才列舉的。實際上有許多人的食慾在料理的過程中，意外地降低了不少。這是因為料理過程中，長時間聞了食物的味道所致。此外，烹煮一道菜的過程從買菜、料理、洗碗到收拾善後，也會消耗不少能量。所以，要是養成了自己下廚的習慣，比起飯來張口，更有助於調節食慾和減重。

低碳菜單和減重輔助食品

雖然我不建議攝取減重輔助食品，不過因為收到太多這類問題，在此就提供一些簡單的資訊。那麼，我們一起來了解減重輔助食品中，最常使用的四大成份！

左旋肉鹼 （L-Carnitine）

又稱肉鹼或卡尼丁，是種人體自行合成的氨基酸，可視為一種安定的營養素。最主要的功能是促進脂肪酸進入粒線體進行氧化分解，達到燃燒脂肪的效果。可以把左旋肉鹼想成是搬運工，將脂肪酸運送到粒線體內。由於低碳菜單的最終目標是消耗脂肪，想當然左旋肉鹼是個還不錯的輔助角色。

綠茶萃取物 （Catechin，兒茶素）

綠茶萃取物裡有一種叫做「兒茶素」的茶多酚，此成分有助於減肥。它有防止碳水化合物轉為脂肪儲存的功效，並有研究結果顯示有助於抑制食慾，而且還可延遲碳水化合物吸收過程，預防血糖突然飆升。如果是已經在採用低碳菜單的人，我認為並不需要兒茶素的輔助；但如果是在逼不得已吃了高碳菜單的情況下，偶爾服用還不錯。

羥基檸檬酸 （Hydroxycitric acid，簡稱HCA）

羥基檸檬酸是藤黃果的萃取物。觀察最近的減肥市場便可發現，這成份早已被廣泛使用。羥基檸檬酸可抑制脂肪形成，但是近期相關副作用的報告接二連三地出現，與綠茶萃取物一樣，若是有好好維持低碳菜單，則不必要額外攝取此輔助食品。

綠咖啡萃取物 （Chlorogenic acids，綠原酸）

綠咖啡萃取物的核心成分，存在於尚未烘焙過的咖啡生豆裡。綠原酸有延遲飯後血糖升高的效用，因此能防止血糖上升儲存成脂肪，還能更進一步促進脂肪燃燒。由於主要機能是延遲碳水化合物消化、吸收，同理，如果有好好實踐低碳菜單，我認為此輔助食品的效用也不大。

執行低碳菜單前的
條件確認！

擬定低碳
菜單時的
注意事項

數十年來，關於低碳菜單在減肥效果及對健康是否造成影響的部份，一直存在許多爭議。主要因為低碳菜單的論點，否認了營養學界長時間以來秉持的「每人每日攝取的碳水化合物應占總攝取熱量的55%至75%」的原則。低碳菜單主張只需要不到總攝取熱量的10%～15%的碳水化合物即可，並且發表了許多肯定這方面的論文與實際案例。看到某些案例，我也心動過。話雖如此，我仍不建議各位採用低於10%的極端低碳菜單。因為身體會很疲累，而且無法長時間維持。實際上，許多支持低碳理論的專家也認為，若都只攝取低於10%的碳水化合物是無法維持人體機能的。其實也不需要如此極端，雖然低碳菜單主張在初期攝取的碳水化合物的量就算不到15%，但也建議在執行一段時間之後，漸漸增加其攝取量。

所以，這本書的所有食譜，將碳水化合物的攝取量都設定在「最少20%，至多40%」左右，比世界衛生組織（WHO）建議的攝取量要低，但比生酮飲食追隨者的基準高。對低碳有做過功課或是曾成功執行低碳菜單的人，搞不好也不滿意這種模稜兩可的態度。不過我仍秉持低碳菜單的論點來制訂食譜，有兩個重要的理由。

❶ 別小看極端低碳菜單所招致的副作用

如果你有參加低碳菜單交流會，就會知道有因各種症狀受苦的人。極端低碳菜單擁護者會說，這些症狀只是一時，並將身體在這段適應的過程稱為「好轉反應」。實際上，有些人的症狀真的在過了一段時間後就好轉。不過身為臨床營養師的我，並不贊同去忍受身體因為減肥所帶來的不適，而且如同前面章節（p.16）所提，若是不攝取碳水化合物就會容易缺乏各種重要的營養素。雖然營養素不足個一、兩天不會有什麼大礙，但自開始採用低碳菜單看到減肥效果，一直到維持體重至少需要花上一年之久，這段時間裡因為缺乏特定營養素而導致產生副作用的機率也很高吧！

❷ 極端低碳菜單
維持不易

如同前面所述，碳水化合物食物包含了主食——米飯、小麥、豆子、水果、蔬菜。雖然在減肥期間能暫時不吃，但如果在往後的人生中都要戒掉這些食物的話，那麼人生也太難了吧！所以說停止執行低碳菜單後，體態便打回原形的案例不在少數。但如果將碳水化合物的攝取率上修至20～40%，以經驗來說，並不會如此難受，而且，這樣的飲食習慣也較容易維持一輩子。人類對減肥的堅持是一種生命的象徵，為了能夠長久成功地實行，希望各位能挑選最適合的低碳菜單。

那麼，你應該很好奇碳水化合物攝取率達20%至40%的菜單稱得上低碳嗎？事實上，在低碳菜單相關論文中，並不是以攝取率10%以下的極端低碳為前提，大多數是以占總卡路里約30%的碳水化合物菜單進行研究。相較於採用極端低碳菜單初期，酮體指數相對能維持在低點，使脂肪有效燃燒且引發副作用的可能性低；和一般國人的用餐習慣相比之下，確實可減緩血糖急速升高，進而轉為燃燒脂肪，這正是低碳菜單的價值所在。

哪些人不適合低碳菜單？

❶ 糖尿病患者

許多人會以為低碳菜單會抑制血糖上升，所以對糖尿病患者有益。雖然聽起來有道理，但特別對於有在服用糖尿病的藥或是注射胰島素的患者而言，如果採用低碳菜單，則可能增加因為低血糖而引起突發性抽筋及昏迷的風險。這種低血糖症狀也會發生在半夜熟睡、無法自我察覺的時候，如果身邊無人可幫忙是極度危險的。因此請務必先和主治醫師或臨床營養師諮詢過後再做決定，千萬不要盲目地開始。

❷ 某部分的肝病患者

雖然經常有人將低碳菜單錯當是包治百病的菜單，不過對於如猛爆性肝炎患者，比較適合高碳菜單食療法。

❸ 痛風患者

痛風患者必須食用普林含量少的食物，以避免引起關節疼痛。低碳菜單對他們來說會接觸過多肉類、海鮮等普林含量相對較高的食物；相反的，碳水化合物的食物基本上普林含量偏低。

❹ 腎臟病患者

採用低碳菜單會攝取大量蛋白質。因此，對於需要調節蛋白質攝取量的腎臟病（如慢性腎衰竭）患者來說就不適用。此外，長期服用藥物、孕婦或是重症病患，皆不建議使用低碳菜單。若真有需要，請一定要先向主治醫師諮詢。

低碳高脂VS低碳高蛋白
適合我的菜單是？

請從下列五點中選擇最符合自己的項目。

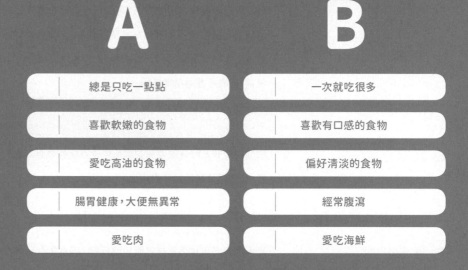

A	B
總是只吃一點點	一次就吃很多
喜歡軟嫩的食物	喜歡有口感的食物
愛吃高油的食物	偏好清淡的食物
腸胃健康，大便無異常	經常腹瀉
愛吃肉	愛吃海鮮

A選項偏多的推薦低碳高脂，B選項偏多的則推薦低碳高蛋白。

相同卡路里的情況下，因為每1g的脂肪的卡路里較高，因此高脂肪菜單所食用的份量會比高蛋白菜單來得少。如果是希望一次吃多一點份量的話，則建議低碳高蛋白飲食。人如其名，脂肪含量高的食物口感軟嫩；高蛋白食材一般為油脂含量少的肉類，通常具有嚼勁且口味偏淡。如果是腸胃敏感、經常腹瀉的人，不建議食用脂肪含量高的食物，因為有可能導致症狀惡化，針對這類對象我會推薦低碳高蛋白菜單。高脂肪的食材中，肉類（豬肉、牛肉）較多；高蛋白食材則是海鮮（如蝦子、魷魚）居多，請依據自己的喜好選擇菜單。

低碳菜單
活用法

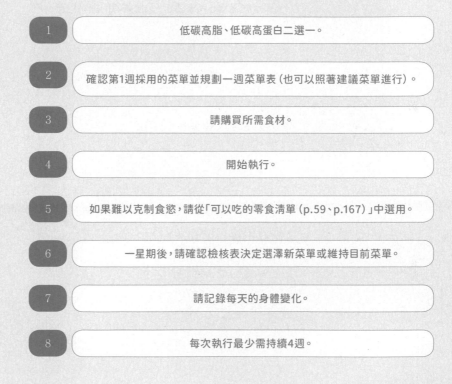

1	低碳高脂、低碳高蛋白二選一。
2	確認第1週採用的菜單並規劃一週菜單表（也可以照著建議菜單進行）。
3	請購買所需食材。
4	開始執行。
5	如果難以克制食慾，請從「可以吃的零食清單（p.59、p.167）」中選用。
6	一星期後，請確認檢核表決定選澤新菜單或維持目前菜單。
7	請記錄每天的身體變化。
8	每次執行最少需持續4週。

※小叮嚀

菜單中的營養成份是經過計算的，請不要額外添加食材以及小菜。食材費用是以網路售價之均價標示，會因購買地點及時間有所不同。所需時間除了煮飯或製作醬料的時間，其餘相差無幾。

低碳菜單
計量法

1匙＝1湯匙

計量沙拉油等液體時，是指不溢出但滿匙，重量約10g；辣椒粉等粉末狀爲1尖匙，約7～8g；大醬、辣椒醬的膏狀物是略多於1平匙，約13～15g。但因爲稠狀物滿匙也不會溢出，因此要特別控制用量。

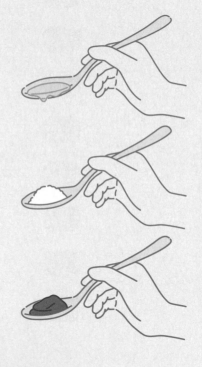

沙拉油等液體類＝約10g

辣椒粉等粉末類＝約7g～8g

辣椒醬等膏狀類＝13g～15

1個紙杯＝180ml

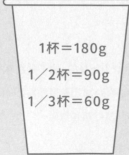

1杯＝180g
1／2杯＝90g
1／3杯＝60g

近來紙杯的尺寸千百種，很多款的容量都超過180ml。如果手邊沒有紙杯，可用磅秤換算，1杯是180g、1／2杯是90g、1／3杯是60g。

食材重量參考

❶ 魚肉類

牛肉、豬肉、雞肉等肉類100g

＝1塊厚雞胸肉或是小女生的手掌大小

去殼的蝦子1隻＝25g～30g

魚類（以鯖魚、白腹魚爲基準）100g＝大約15cm

❷ 蔬菜類

洋蔥1顆＝200g～300g

小黃瓜1根＝250g

大蒜1粒＝5g

番茄1顆＝100g～150g

小番茄1顆＝10g

甜椒1顆＝70g～80g

香菇1朵＝20g

紅蘿蔔塊、馬鈴薯塊、南瓜塊100g＝1個紙杯

萵苣150g＝1個湯碗

乾豆30g＝0.3個紙杯

2／3碗飯（150g）＝1.2個紙杯

1／2碗飯（100g）＝0.9個紙杯

1／3碗飯（70g）＝0.5個紙杯

❸ 其他

莫札瑞拉起司80g＝0.8個紙杯

杏仁20g＝10顆

低碳菜單4週
一定要避開的東西

❶ 含有糖份、果糖的飲料及冰淇淋

超市、便利商店或咖啡廳等，這些地方可買到的飲料、冰淇淋糖份含量都很高。購買前，請仔細查看成份表，避免誤買到添加果糖的產品。

❷ 麵粉或米含量高的餅乾、麵包、年糕

麵粉和米飯是很有效率的碳水化合物供給食品，只要吃一點，那天允許的攝取量很容易就超標。

❸ 麵食、炒飯等碳水化合物主食

外食時，主食請避開麵或飯。

❹ 酒精控制

雖然酒精本身不會對低碳菜單帶來極大影響，但仍會產生額外的卡路里，阻止脂肪燃燒。所以想快速減重的人，請避而遠之。

開始低碳菜單3天前的準備事項

1　採買食材

若有需要特別線上訂購之食材，請務必提前購買。

2　清除家中的高碳水化合物

如：餅乾、麵包、含糖飲料、泡麵。

3　制定運動時間表並徹底執行

配合自身狀態，每週最少進行2次拉筋或重訓，可自由選擇。採用低碳菜單的前幾天，適度運動有助於穩定心態。

營養標示
怎麼看

營養標示	每一份量100g為50kcal100g 本包裝含：3份
每份	每日參考值百分比
鈉00mg	00%
碳水化合物00g	00%
糖00g	
脂肪00g	00%
反式脂肪00g	
飽和脂肪00g	00%
膽固醇00mg	00%
蛋白質00g	00%
每日熱量參考值為2,000大卡，實際需求因人而異。	

「總容量」與「每一份量」的區別

表格標註「每一份量100g為50kcal，本包裝含：3份」表示總熱量是150kcal。偶爾會將每100g或是每一份誤認為是整體的總熱量，這點還需多多注意。

碳水化合物含量

這是最需要深入了解的部分，表格寫著每100g裡面有幾g的碳水化合物、佔每日所需總量的百分比。營養標示中，碳水化合物的數值包含了膳食纖維、糖類在內。不是只有不被人體消化的膳食纖維，連被分類在糖類的0kcal糖漿（阿洛酮糖）也都列入碳水化合物裡頭一併計算。也就是說，看到的與實際上的含量不同。「碳水化合物－膳食纖維－0kcal糖漿」才是真正的碳水化合物含量。

低碳菜單
Q&A

Q 我所知道的低碳高脂菜單不管吃多少都會瘦，為什麼還要限制
熱量呢？

A 以我的經驗來說，採用低碳高脂菜單，五花肉吃到飽也會瘦的幾乎都算得上是
「肥胖」又或是「過胖」的人。假如本身想追求的是正常體重、穿比基尼也有自信的
身材，那麼我想靠狂吃五花肉的菜單很難達成你的目標。當然，要是加上充分運
動是有可能成功的。但是我想幫助給閱讀此書的人，是只要光靠改變菜單就能達
成目標，因此限制熱量，而非必須配合運動。攝取量因人而異，菜單介紹前面有備
註吃了也可以的食物資訊，所以不用太擔心。

Q 我很擔心肌肉流失，有方法可以避免嗎？

A 為防止肌肉流失，在運動後最好補充些許的碳水化合物與蛋白質。可以在運動前
喝100ml的果汁，運動後喝200ml的鮮奶，並加1匙蜂蜜或是半根香蕉（50g）。若
是像散步或拉筋這類低強度的運動，則不需要刻意補充。而且，比起有氧運動，無
氧運動（肌力訓練）後補充才有意義。

Q 上週吃過的菜單這週也可以再吃嗎？卡路里都差不多。

A 是可以的，其實每餐都要吃到不重複的菜色並不是一件容易的事。如果有特別喜
歡或是容易烹調的料理，卡路里若差不多是可以替換的。

Q 蔬菜飯、蒟蒻飯製作起來很麻煩，如果想吃一般的米飯該怎麼
調整呢？

A 在計算碳水化合物的含量時，以低碳水飯（150g）換算成純白飯的話是100g，低
碳水飯100g可用白飯70g代替。如果可以，以糙米飯或是五穀米為佳。

Q   不吃早餐可以嗎？

A   如果省略早餐，一天攝取的卡路里變太少也會是個問題。但要本來就沒習慣吃早餐的人，突然開始吃早餐想必也很麻煩吧。那麼我會建議把早餐的份量分配在午餐或晚餐食用。

Q   三餐都是低碳菜單有點困難，能夠只吃一餐或兩餐就好嗎？

A   如果你是上班族或學生，對菜單感到傷腦筋，較難自備三餐。那麼只需一餐或兩餐採用低碳菜單就可以了，其他餐只要記得儘量避免碳水化合物以及不要過量！

Q   零卡的糖漿有很多，為什麼要使用阿洛酮糖呢？

A   一般會選擇阿洛酮糖是因為它的甜味最接近我們熟悉的味道，而且也通過安全認證。替代糖漿若攝取過多，容易引發腹脹、腹瀉，但阿洛酮糖引起不適的機率較低，並且在2020年獲得美國FDA的認證。

Q   料理品項好多，食材費用負擔好大，可以整週都做同一份菜單嗎？

A   可以的喔，從早、中、晚餐的四道菜單各選出一道，每天都吃相同的菜單也是沒問題的。但是，在下一週請選擇可以替代的新食材，因為食物多樣化是維持維他命和礦物質充份攝取的方法。

著手準備低碳菜單

必要的
基本食材

■ 奶油

請買包裝上有刻度的品牌，方便控制10g或是20g的小份量。不要購買有鹽奶油或是植物性奶油，請選擇原乳（鮮奶）含量近100%（請參考P.36推薦的奶油）的奶油。

■ 香油、紫蘇籽油

從芝麻或是紫蘇籽中所提煉製成的油。紫蘇籽油的Omega-3含量雖然是香油的三倍，但由於容易變質，所以拆封後必須快速食用或是放進冰箱冷藏保存。香油、紫蘇籽油儘可能不要加熱（不做炒菜或油炸使用）食用。

■ 堅果類

高脂肪菜單中的常見食材，也請事先備妥。堅果類如核桃、杏仁、花生、開心果等種類繁多，而其中核桃的碳水含量最低、脂肪最高（請參考P.37推薦的堅果類）。

■ 雞胸肉（雞里肌）

低碳高蛋白菜單中的常客，便宜又可吃很久。其實溫體雞胸肉冷凍後比想像中來得容易腐敗。假如你不喜歡雞胸肉乾柴的口感，可購買雞里肌（又稱雞柳），營養成分接近，但口感軟嫩許多。

■ 阿洛酮糖

阿洛酮糖是替代糖漿，每100g只有5kcal。白糖每100g約380kcal，那麼可以曉得它的熱量幾乎近趨於零（請參考P.36推薦阿洛酮糖）。

食材處理法

切絲

切成薄而細長的絲狀是爲了方便食用，建議約與手指頭的長度相同。

切末

用調理機或是菜刀將食材打碎或切碎。可依據料理決定要切成細末，或是帶有點口感的大小。

丁狀

如同骰子的塊狀，大小可根據個人喜好，切成1～2cm的大小方便咀嚼。

切片

如同切生魚片，薄且寬的片狀。如果想切得薄如蟬翼，一個不小心可能會受傷。只需切成適當的厚度卽可，下刀時請注意安全。

泥狀

利用手或工具將柔軟的食材搗碎，如麵糊般的狀態。

食材保存法

避免陽光直射需保存在陰涼乾燥處

地瓜、堅果類、香蕉、豆子、白米、大部分的調味料。

建議冷藏保存

雞蛋、豆腐、洋蔥、大蒜、萵苣、高麗菜、番茄、菇類、白蘿蔔、葉菜類、豆漿、牛奶、優格、香油。

建議冷凍保存

辣椒、青花椰菜、白花椰菜、紅蘿蔔、南瓜、馬鈴薯、大蔥。

建議室溫保存

像是紅蘿蔔、馬鈴薯、地瓜、生薑等帶土販售的食材，必須置於室溫保存，新鮮度可以維持更久。洋蔥、大蒜等有皮的食材請帶皮保存。

這樣吃，可以再瘦一點！

義大利麵、麵類食物可換成

洋蔥（切絲）、高麗菜、金針菇、杏鮑菇、蒟蒻麵。

米飯類可換成

白蘿蔔（切成米粒大小的）、白花椰菜、牛蒡、蓮藕、杏鮑菇、高麗菜、馬鈴薯。

沙拉醬卡路里排行榜

巴撒米克醋（180kcal）＜和風油醋醬（210kcal）＜奇異果沙拉醬（260kcal）
＜蜂蜜芥末醬（280kcal）＜黑芝麻醬（320kcal）＝牧場沙拉醬
（Ranch dressing，320kcal）＜凱薩沙拉醬（530kcal）
＊熱量會依據製造商不同而有些許差異。

便當盒挑選法

不鏽鋼材質勝過塑膠

塑膠材質的便當盒容易吸附食物的顏色和味道，就算洗乾淨也無法去除印漬，導致使用上也會有所顧忌。所以推薦買價格稍微高一點，但不會殘留食物味道和顏色的不銹鋼材質便當盒。

分格最少3格

如果不想飯和配菜混在一起，請購買至少有三個分格的便當盒。而且，一定要確認上蓋後，每一格的湯汁都不會外流。飯和配菜混在一塊，除了不美觀，涼拌菜碰到熱飯也容易滋生細菌。

配合常使用的包包選擇形狀

便當盒最常見的有多層圓筒型和寬扁四方形。無論哪一種，只需考量是否方便放入自己的包包（平時經常使用的）即可。要是包包底部不夠平坦寬大（ex：寬薄的環保購物袋），放不了四方形的便當盒，就可以選用圓筒型的。

低碳菜單
推薦品項

■ 無糖咖啡廳飲品

這是我自己開發、生產的無糖咖啡飲品，在做減肥諮詢時了解到，比起高油的食物，含糖飲料更容易成爲敵人。因此開發了這款商品，奶茶、巧克力牛奶、抹茶拿鐵，使用阿洛酮糖（零熱量甜味劑）取代糖的甜味。

· 奶茶（伯爵紅茶、南非國寶茶、南非蜜樹茶）每40ml，0kcal、碳水化合物17.7g（阿洛酮糖15g）、蛋白質0g、脂肪0g。

· 抹茶拿鐵每40ml，14kcal、碳水化合物22g（阿洛酮糖20g）、蛋白質1g、脂肪0g。

· 巧克力牛奶每40ml，37kcal、碳水化合物19g（阿洛酮糖17g）、蛋白質1g、脂肪3g。

■ 挪威Stabburet鯖魚罐

鯖魚富含有益人體的脂肪—Omega-3，拿來入菜是很棒的選擇。拌入番茄辣椒醬後，當三明治內餡或拌義大利麵都很美味。比起鮪魚，更令人想一口接一口。

· 每100g，253kcal、碳水化合物3g、蛋白質13g、脂肪21g。

■ sookie低醣起司蛋糕

使用杏仁粉製成的起司蛋糕，很推薦在想吃甜點時來上一口。

· 每100g，314kcal、碳水化合物24g（純碳水化合物8g）、蛋白質9g、脂肪26g。

■ Q1 TRUSWEET阿洛酮糖

跟純阿洛酮糖比起來，添加了果糖，雖然熱量高了一些，但優點是容易在超市買到。

· 每100g，30kcal、碳水化合物74g（阿洛酮糖67g）、蛋白質0g、脂肪0g。

■ My Normal阿洛酮糖

如果想要找碳水化合物含量較低的阿洛酮糖，我會推薦這個品牌。缺點是必須在網路訂購、且價格較高。

· 每100g，8kcal、碳水化合物72g（阿洛酮糖70g）、蛋白質0g、脂肪0g。

■ Arla奶油起司

小包裝每份20g，容易控制用量又衛生，很適合料理時使用。有些品牌會在奶油起司中加入乳清，這款完全沒有，因此碳水含量幾乎爲零。

· 每20g，50kcal、碳水化合物0.2g、蛋白質1g、脂肪5g。

■ paysan breton法國貝頌奶油

不添加植物性油脂，僅用乳脂肪製造而成的奶油，價格也便宜。最大的優點是小包裝每份10g，方便計算。在製作「防彈咖啡」時只要放入1～2塊即可。

■ 韓國Mountain & Field 杏仁／核桃

請挑選單一純口杏仁或核桃包裝，不要買綜合堅果。

■ Super Nuts無糖花生醬

許多花生醬都會加糖，但此款不但無糖，還是100%使用香炒花生製成。

■ COCOEL MCT椰子油

當你對防彈咖啡的奶油感到膩了，可以試試看這款椰子油，富含許多提供人體加速代謝的中鏈脂肪酸（脂肪酸是高熱量的營養素，但「中鏈脂肪酸」傾向快速氧化脂肪，能讓身體利用，具有「不會蓄積、產生囤積脂肪」特性。）。

■ 低碳高蛋白義大利麵

執行低碳菜單中最痛苦的其中一環就是不能吃麵，這款義大利麵可以解決你的困擾。有別於一般成份全是碳水化合物的義大利麵，此種的蛋白質含量高達55%。

· 每100g，334kcal、碳水化合物25g（純碳水化合物18.2g）、蛋白質55g、脂肪1.6g。

■ Dr. Kitchen正宗辣椒醬

使用黃豆粉和阿洛酮糖取代米粉和白糖所製成的低碳辣椒醬。如果覺得親手製作菜單中的辣椒醬很麻煩，就可以多使用此產品。

· 每100g，90kcal、碳水化合物26g（阿洛酮糖19g）、蛋白質7g、脂肪3.6g。

■ Sweet Logic杯子蛋糕

低碳菜單的另外一項障礙物就是麵包（或糕點）。這款杯子蛋糕的預拌粉用杏仁粉取代麵粉，只要有微波爐就能迅速完成！對於執行生酮菜單的人而言是一道曙光。

■ NUTRIGRAM誠實蛋白棒

有可可、綠茶、奶茶等多種口味，是款成分和原物料都很優質的蛋白棒。

· 可可口味每20g，50kcal、碳水化合物18g（阿洛酮糖5g、膳食纖維11g）、蛋白質14g、脂肪6g。

■ IDEA NUTRITION蛋白棒

這款蛋白棒很適合偶爾想吃點甜食的我，口感有嚼勁質地又綿密，也很有飽足感喔！

· 可可口味每57g，135kcal、碳水化合物22g（阿洛酮糖16g、膳食纖維4g）、蛋白質21g、脂肪5g。

沒時間準備低碳菜單，便利商店推薦品項！

因爲忙碌而無法準備低碳高脂或低碳高蛋白菜單時，便利商店也有好選擇喔！以下介紹利用便利商店所販售的品項，搭配出由蛋白質與脂肪組成，總熱量在300kcal～400kcal之間的低碳菜單！

300kcal	雞胸肉110g＋小番茄200g＋牛奶200ml
310kcal	蟹肉棒140g＋起司條2條＋無糖豆奶 190ml
320kcal	燻雞肉沙拉＋牛奶200ml＋糖心蛋2顆
330 kcal	堅果類25g＋牛奶200ml＋茶葉蛋2顆
340 kcal	義美布丁＋堅果類25g＋無糖豆奶 190ml
350 kcal	起司條2條＋雞肉熱狗＋無糖豆奶 190ml
360 kcal	蛋白牛乳＋迷你切達起司4塊＋堅果類20g
370 kcal	無糖優格150g＋迷你切達起司4塊＋茶葉蛋2顆
370 kcal	雞蛋沙拉＋原味杏仁奶
380 kcal	防彈咖啡＋茶葉蛋2顆＋香蕉1根

星巴克飲料
推薦品項

喜愛咖啡又在減重的人，應該很難不被隨處可見的星巴克吸引吧！所以在此揭開星巴克飲料的含糖順位，要是無法戰勝誘惑時，也請儘量選擇含糖量少的品項。知道吧！當然不能選擇甜度過高的飲料喔。以下全部爲中杯，不包含只販售大杯以及季節限定品項。參考如下：

＊以冰飲爲主，美式咖啡、茶等不到50kcal的飲料不列在其中。

含糖量高順位

1	香蕉巧克力星冰樂	60g
2	柚香薄荷茶	58g
3	草莓優格星冰樂	57g
4	草莓奶霜星冰樂	54g
5	巧克力可可碎片	49g
6	白巧克力摩卡星冰樂	46g
7	白巧克力摩卡	45g
8	雙果果汁	41g

含糖量低順位

1	卡布奇諾	8g
2	經典特調冷萃咖啡	11g
3	咖啡拿鐵	13g
4	雙倍濃縮拿鐵	14g
5	法式經典檸檬氣泡飲	17g
6	臻選香草豆拿鐵	21g
7	咖啡星冰樂、焦糖瑪奇朵	22g
8	香草馥列白	23g

準備低碳菜單

A

製作低碳飯

有句話說「不可一日食無米」，比喻米飯對我們的重要程度。而在低碳菜單執行的過程中最難割捨不碰的就是「飯」！這裡就來和你分享如何多利用蔬菜和蒟蒻製作出低碳飯。

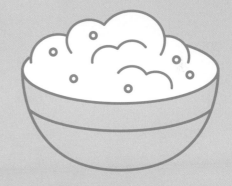

B

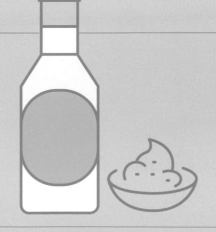

製作基本醬料

來試著製作出讓低碳菜單更上一層樓的醬料吧！事先製作好的醬料放入冰箱冷藏保存，可以使用很久，活用度高。

C

製作下飯小菜

執行低碳菜單也要攝取足量蔬菜。讓我來告訴你，如何製作出不用糖和澱粉，就可以很美味又下飯的配菜吧！

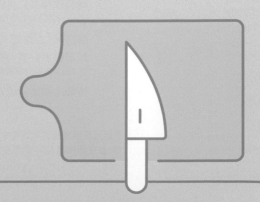

蔬菜飯

低碳飯01 / 30min / 炊煮 / 冷凍保存2週 / 152kcal

將白色蔬菜切碎灑在白飯上，乍看之下跟白飯一樣而且好入口。
總卡路里只有白飯的33%，碳水含量32%。

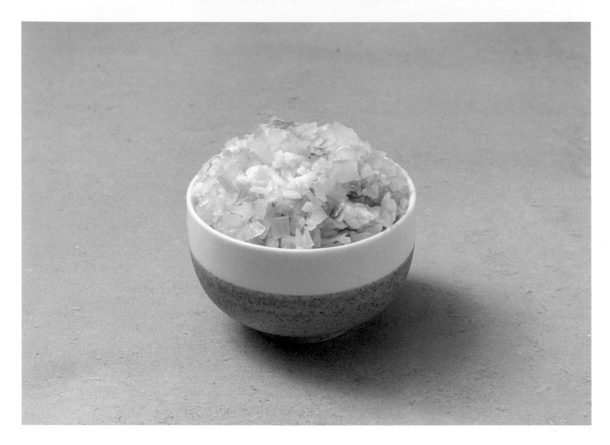

材料
白米 250g
白蘿蔔 300g
高麗菜 200g
洋蔥 200g

（每150g）	
碳水化合物	32g
脂肪	0.2g
蛋白質	3.2g
鈉	8mg
膳食纖維	1.4g

① 白米洗淨備用。
以此狀態放進冷藏保存，可以吃很久。

② 用調理棒或刀將白蘿蔔、高麗菜、洋蔥切成與米粒差不多的大小。
高麗菜外層菜葉較薄，建議使用高麗菜心。

③ 將白米、白蘿蔔、高麗菜放進電鍋，加入1.5杯的水。

④ 蔬菜飯煮好後，放入碎洋蔥攪拌均勻後再燜10分鐘。
洋蔥很容易熟，建議最後再放。

⑤ 等飯冷卻後分成7等份，放入冷凍庫保存（一份150g）。

NOTE 不能用豆類或是五穀雜糧來取代白蘿蔔或高麗菜。除了當日要吃的份量，剩餘的一定要冷凍保存。放在飯鍋裡太久，蔬菜會變色也會影響飯的味道。

蒟蒻飯

低碳飯02 / 30min / 炊煮 / 冷凍保存2週 / 133kcal

零卡路里代表性食物—蒟蒻。不僅有飽足感又能大幅減少碳水攝取，對減重減脂是非常好的食材。
彈牙口感很適合搭配有嚼勁的糯米。

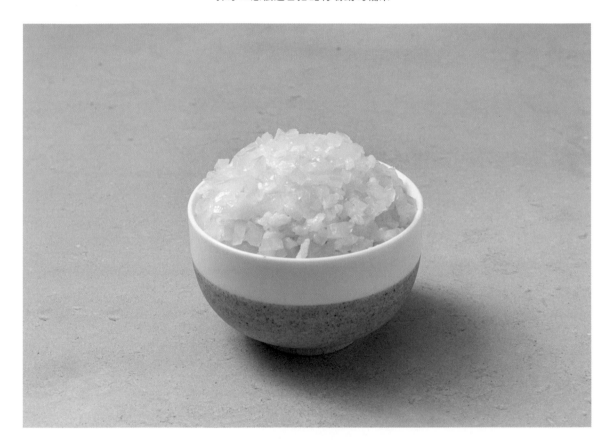

材料

糯米 200g
蒟蒻板 800g
（扣除填充水的重量）
醋 3湯匙

① 用調理棒或是刀將蒟蒻板切成米粒大小。

② 在1公升的水中加入3湯匙的醋，接著放進蒟蒻，浸置15分鐘以上。
此步驟是為了去除蒟蒻的味道，如果15分鐘過後味道還在，就再重覆此步驟。

③ 將沖乾淨的蒟蒻與洗好的糯米和1／2杯的水拌勻，放入電鍋。
蒟蒻沒什麼黏性，搭配糯米更能增添口感。

④ 煮好冷卻後，分成6等份放入冷凍庫保存（一份150g）。

（每150g）
碳水化合物——30g
脂肪————————0g
蛋白質————2.5g
鈉——————————3mg
膳食纖維————3.2g

NOTE 不推薦市面上販售的蒟蒻米，有些會添加許多米粉，導致碳水含量高且與蒟蒻板價格相比偏貴。

蕈菇飯

加入各種蕈菇料理而成的蕈菇飯香氣，也是非常適合長輩的味道。
膳食纖維和蛋白質含量比白飯高，但熱量只有33%，碳水含量30%。

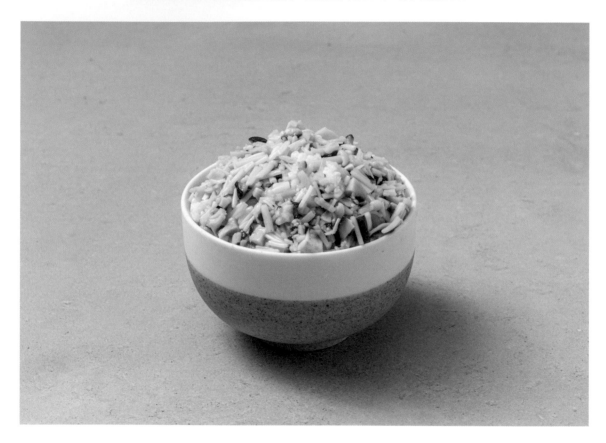

材料
白米 250g
各式蕈菇 700g

① 將白米洗淨備用。
也可改用糙米。

② 蕈菇洗淨後，利用調理棒或是刀切成比米粒大一些的大小。
準備花菇、杏鮑菇、美人菇、蘑菇等兩種以上喜愛的菇類。

③ 在飯鍋裡放入白米、蕈菇、以及1.2杯的水，開始炊煮。

④ 蕈菇飯炊煮好冷卻後，分成7等份放入冷凍庫保存 (一份150g)。

(每150g)
碳水化合物——31g
脂肪——0.4g
蛋白質——6g
鈉——5mg
膳食纖維——3.4g

NOTE 如果放乾香菇 (花菇、木耳等) 請減少用量。
15g的乾香菇等同於100g的生香菇，所以放入15g的乾香菇就必須要再加入90ml的水。

牛絞肉豆芽菜飯

低碳飯04 / 30min / 炊煮 / 建議當日食用完畢 / 222kcal

飯裡加入滿滿的牛絞肉與豆芽菜就可以當作一餐。碳水含量只有白飯的42%，但蛋白質和脂肪含量足足有兩倍以上。這道以碳、蛋、脂構成的牛絞肉豆芽菜飯，更勝其他以碳水爲主的飯類喔。

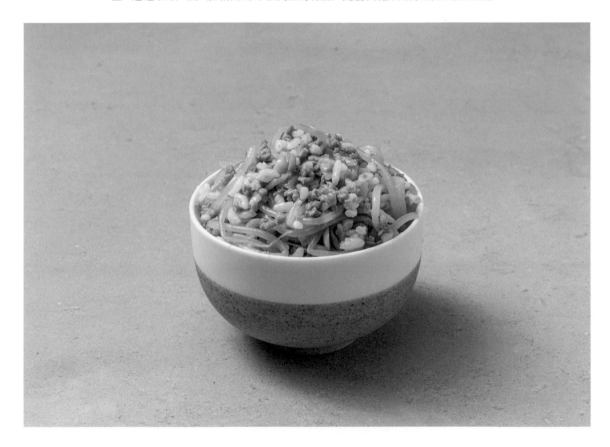

材料
白米 100g
豆芽菜 200g
牛絞肉 90g
香油 1湯匙

① 豆芽菜洗淨後，將豆殼剝除。
② 將豆芽菜放入滾水中汆燙1分鐘。
③ 在熱鍋裡加入1湯匙香油和牛絞肉一起拌炒。
④ 將豆芽菜以及炒過的牛絞肉倒入煮好的白飯裡拌勻，再燜10分鐘。
也可以使用糙米。

（每150g）
碳水化合物————28g
脂肪————7g
蛋白質————11g
鈉————17mg
膳食纖維————1.1g

NOTE 豆芽菜經過冷凍再解凍，口感就會變得軟爛，所以建議當日食用完畢。牛絞肉不可使用脂肪最多的部位，不然飯會變得很油膩。

馬鈴薯飯

低碳飯05 / 30min / 炊煮 / 冷凍保存2週 / 152kcal

馬鈴薯的熱量不到白飯的40%,是項很意外的減肥聖品。如果蔬菜飯、蒟蒻飯不合口味,或是飽足感不夠時,就請試試馬鈴薯飯吧!卡路里和碳水含量只有白飯的28%。

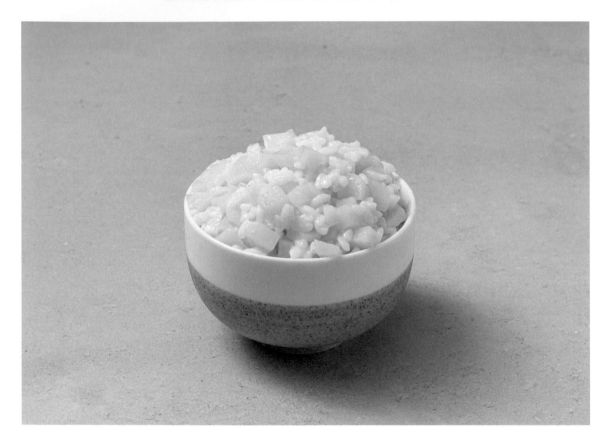

材料
白米 150g
馬鈴薯 700g

① 馬鈴薯洗淨後,切成好入口的丁狀。
將馬鈴薯丁浸泡在水裡10～15分鐘,能夠去除一部分的澱粉。

② 白米洗淨後,與馬鈴薯丁一同放進電鍋裡炊煮。
加入的水量要比平時再少一點。

③ 飯煮好冷卻後,分成6等份冷凍保存 (一份150g)。

(每150g)
碳水化合物——34g
脂肪——0.2g
蛋白質——3.2g
鈉——8mg
膳食纖維——1.4g

NOTE 馬鈴薯發芽或是變綠時,會產生苦味與毒性,在挑選馬鈴薯時請多注意。

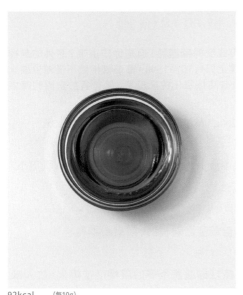

基本醬料01　　　**辣油**

你知道辣味能夠抑制食慾嗎？炒菜時可以用蔥、蒜、辣椒所煉製的辣油，來代替沙拉油。除了增添風味，也有助於減肥喔。

必備食材　沙拉油500ml、大蔥2枝、蒜頭15顆、辣椒粉5匙
加入生薑（10g）可讓味道更有層次

①　　將大蔥切成與手指差不多的長度，蒜頭切片備用。

②　　在湯鍋或平底鍋裡加入沙拉油、蔥段和蒜片，小火慢慢加熱。

③　　爆香後持續再炒30秒後熄火。

④　　熄火後靜置1分鐘再加入辣椒粉，再靜置10分鐘。

⑤　　用篩網過濾後，裝入瓶中冷藏保存。
　　　由於辣椒粉很細，建議在過篩時候放一張廚房紙巾。

92kcal　（每10g）
碳水化合物————0g
脂肪————10g
蛋白質————0g
鈉————0mg
膳食纖維————0g

NOTE 請勿使用發煙點低、有香味的橄欖油、葡萄籽油、香油與紫蘇籽油。如果在熄火前加入辣椒粉，容易燒焦，會降低辣油的品質，務必在熄火後再加入辣椒粉。

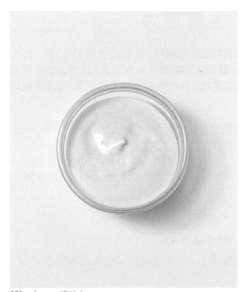

基本醬料02　　　**芥末美乃滋**

嗆辣香濃的口感，深受大眾喜愛的醬料。由於芥末具有殺菌效果，可預防食物中毒，也可去除肉類或海鮮的腥味。搭配使用在鮪魚或鯖魚的菜單中，加入一兩匙就會變成很有特色的料理。

必備食材　芥末15g、美乃滋100g

①　　在碗裡擠入所需要的芥末和美乃滋，攪拌均勻。
　　　使用現磨芥末風味最佳，但是不好買，到超市請選擇芥末（山葵）成分高的。如果覺得這個比例的芥末味太嗆，可再增加一些美乃滋調整。

②　　裝罐密封冷藏保存。

63kcal　（每10g）
碳水化合物————0g
脂肪————6.7g
蛋白質————0g
鈉————40mg
膳食纖維————0g

NOTE 美乃滋遇熱會融化成透明狀，味道也會改變。因此完成後請馬上冷藏保存。

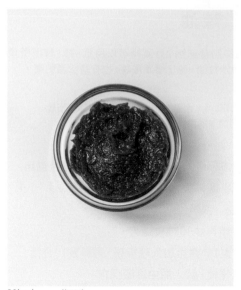

基本醬料03 # 蕃茄辣椒醬

許多人生活中不可或缺的辣椒醬！但是你知道嗎？意外的是裡頭的辣椒含量實際上只有10～15%。蕃茄辣椒醬不僅減少碳水也降低鹽分，並且有高抗氧化的茄紅素，是有益於身體的辣椒醬。

必備食材 蕃茄泥200g、辣椒醬200g、辣椒粉30g、香油3匙
加入炒香的蒜泥3～5匙可讓味道更有層次

① 在平底鍋中放入香油、蕃茄泥和180ml的水，用小火慢慢拌炒。

　　蕃茄泥請購買番茄成分達99%以上為佳。

② 在水分完全蒸發之前，加入辣椒粉稍微拌炒。

　　鷹嘴豆罐頭，請準備40g。

③ 煮到與市售辣椒醬差不多的濃稠度後熄火，放入辣椒醬，利用鍋子的餘溫攪拌均勻。

NOTE 由於鈉含量少了一半，保存期限不像一般辣椒醬來得長。還有，請勿用新鮮蕃茄製成的蕃茄泥，風味會因爲收汁的時間過長，導致變味。

30kcal　（每15g）
碳水化合物————6g
脂肪————————1g
蛋白質——————0.6g
鈉————————188mg
膳食纖維—————12g

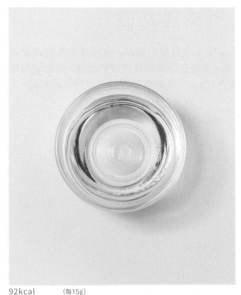

基本醬料04 # 生薑蔥油

很適合與豬肉還有牛肉搭配使用，可在烤肉時淋上1匙。在生薑蔥油裡加入些許鹽和黑胡椒攪拌當作沾醬，沾肉沾魚都很美味。在做低碳高脂菜單時，若想提高脂肪的攝取量，可多多利用生薑蔥油。

必備食材 沙拉油300ml（約2個紙杯）、大蔥2枝、生薑50g

① 生薑切片，大蔥切段（與手指差不多長）。

② 將沙拉油、大蔥、薑片全部放入鍋子裡，用小火慢慢加熱。

　　建議使用發煙點高的芥花油或葵花油。

③ 爆香後再炒1分鐘熄火。

④ 靜置10分鐘以上，待油溫冷卻，也再逼出更多蔥薑的味道。

⑤ 過濾裝瓶後冷藏保存。

NOTE 請勿使用發煙點低、有香味的橄欖油、葡萄籽油、香油與紫蘇籽油。如果沒有密封保存，與空氣接觸後會很快氧化，產生油耗味。

92kcal　（每15g）
碳水化合物————0g
脂肪————————10g
蛋白質——————0g
鈉————————0mg
膳食纖維—————0g

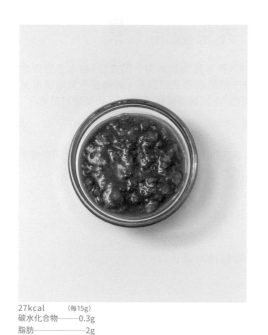

基本醬料05　　花生醬肉燥

對涼拌烏龍麵的愛好者來說，這味道並不陌生，不只拌麵，拌飯也相當好吃！覺得蒟蒻飯、蒟蒻麵淡而無味時，可以試著加一顆溏心蛋和醬料搭配食用。

必備食材　蕃茄泥花生醬2匙（25g）、牛絞肉300g、蒜泥5匙、醬油4匙、辣油4匙

① 在平底鍋中倒入辣油和蒜泥拌炒。

請維持在中小火，辣油也可用生薑蔥油或沙拉油替代。

② 當蒜頭炒至焦化後，加入牛絞肉拌炒。

③ 牛肉熟了之後，依序加入花生醬、醬油、水1／2杯（90ml），慢慢煮至濃稠。

請購買無糖花生醬。

④ 水分充分燒乾後關火，待冷卻後放入冰箱冷藏（冷凍）保存。

27kcal　　（每15g）
碳水化合物————0.3g
脂肪————2g
蛋白質————3g
鈉————46mg
膳食纖維————0g

NOTE 請依每次所需食用量，分裝冷凍保存。勿用微波爐，請室溫解凍，以避免走味。

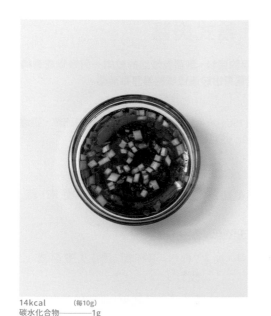

基本醬料06　　山蒜醬

和牛絞肉豆芽菜飯最搭的醬油，也是各位家中大概都曾做過一次的熟悉醬汁。和荷包蛋很對味，當生活忙碌時可多利用此醬汁。

必備食材　山蒜10根（100g）、醬油1／2杯（90g）、醋1／2匙、香油1／2匙
加入少許青陽辣椒（可以用青辣椒或其他辣椒代替）、芝麻粒1匙、阿洛酮糖3匙，可以讓味道更有層次。

① 山蒜洗淨後，切成約1cm的丁狀。

② 醬油、醋、香油、水1／3杯（40ml）一起放入均勻混和後，再加入山蒜攪拌。

14kcal　　（每10g）
碳水化合物————1g
脂肪————1g
蛋白質————0.5g
鈉————204mg
膳食纖維————0.5g

NOTE 如果喜歡山蒜，多加也沒問題喔。

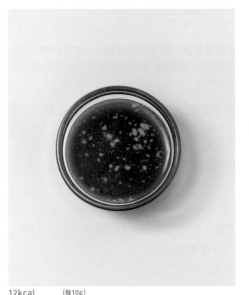

12kcal　　(每10g)
碳水化合物————2g
脂肪————0g
蛋白質————1g
鈉————441mg
膳食纖維————0g

芥末醬油

韭菜或是洋蔥絲拌入芥末醬油和烤肉一同入口，根本是天作之合。這是款偶爾會在烤肉店看到的醬料。如果是不愛吃菜但又覺得該多吃點蔬菜的人，就請多多利用醬汁讓蔬菜變可口吧！

必備食材　芥末1匙（15g）、醬油2／3個紙杯（120ml）、醋1／2匙
加入少許青陽辣椒（可以用青辣椒代替）及阿洛酮糖3匙，可以讓味道更有層次。

① 　芥末、醬油、醋等全倒入碗中混合均勻。
　　如使用芥末粉，請先用溫水溶解後使用。

② 　放入密封容器後冷藏保存。

NOTE 可根據個人喜好增減芥末量。

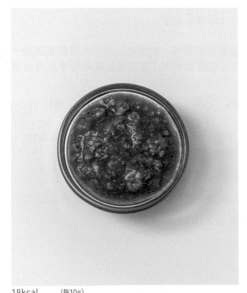

18kcal　　(每10g)
碳水化合物————1g
脂肪————0.8g
蛋白質————1.7g
鈉————19mg
膳食纖維————0.2g

基本醬料08　 義式肉醬

肉醬千層麵所使用的醬料。番茄與炒過的絞肉一同燉煮成濃稠醬汁，這時就會成為帶出絞肉風味的濃厚番茄醬。

必備食材　蕃茄糊(150g)、牛絞肉300g、洋蔥1顆、大蒜8粒、奶油30g、帕瑪森起司30g、鹽少許、胡椒粉少許

① 　將洋蔥、蒜頭切末備用。
② 　在平底鍋裡加入奶油使之融化後，放入洋蔥末、蒜末爆香。
③ 　炒至焦化後，放入牛絞肉拌炒。
④ 　絞肉炒熟後，加入2杯水、蕃茄糊，用小火煮至濃稠。
⑤ 　待濃稠度與辣椒醬差不多時關火，拌入帕瑪森起司，並用鹽、胡椒調味，放置冷藏保存。

NOTE 一半牛絞肉，一半豬絞肉也可以。

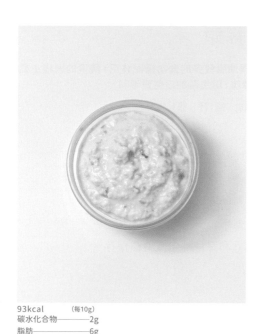

基本醬料09　　**豆腐優格醬**

肚子餓時，吃點蔬菜不僅有飽足感又無負擔，但如果覺得只有蔬菜難以下嚥，可以拌點豆腐優格醬。味道清爽香濃能讓蔬菜更加美味。

必備食材　豆腐100g、無糖優格40ml、杏仁5粒
加入零卡代糖3匙可以讓味道更有層次。

① 　豆腐放進棉布中，儘量將水分去除。

　　如果希望成品比較濕潤一點，可以保留些水分。

② 　豆腐、優格、杏仁放進調理機打碎。

　　請選擇沒有添加糖或水果的優格，杏仁也可改用：核桃、花生等
　　堅果類代替。

③ 　裝到密封容器裡冷藏保存。

93kcal　　　（每10g）
碳水化合物————2g
脂肪—————————6g
蛋白質————————7g
鈉———————————15mg
膳食纖維——————2.2g

NOTE 不可冷凍保存，豆腐冷凍後組織會變得有韌性。

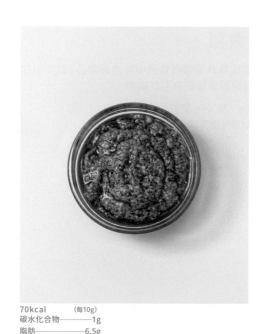

基本醬料10　　**青醬**

若在清炒義大利麵裡加1匙用羅勒、蒜頭、橄欖油製成的青醬，立即香氣四溢。因有豐富的不飽和脂肪酸，因此這道醬汁很推薦給以執行肉類（飽和脂肪）菜單為主的人。像包飯醬一樣，在肉上加些青醬吃，也是夢想組合。

必備食材　羅勒100g、橄欖油100g、大蒜50g、帕瑪森起司粉50g、檸檬汁1匙、代糖3匙
加入檸檬汁1匙、代糖3匙、鹽少許，可以讓味道更有層次。

① 　羅勒放入滾水中汆燙。

　　這個過程可以殺菌與維持顏色，網路上可以買到生羅勒。

② 　將所有材料放入果汁機攪打。

③ 　用密封容器裝起來冷藏保存。

70kcal　　　（每10g）
碳水化合物————1g
脂肪—————————6.5g
蛋白質————————1.4g
鈉———————————43mg
膳食纖維——————18g

NOTE 請勿使用蒜末取代整顆大蒜。大蒜如果打得太細會有酸味，則會降低整體的風味。

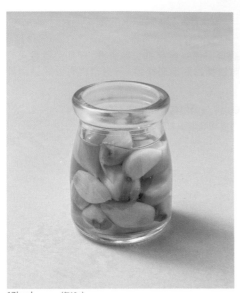

17kcal　　　（每10g）
碳水化合物————3.5g
脂肪——————0g
蛋白質—————0.4g
鈉——————120mg
膳食纖維————0.4g

小菜01 **醋醃蒜頭**

醋醃蒜頭很適合與油脂較多的食物搭配食用，醃漬的過程主要為了去除蒜頭的辣味，讓生蒜的口感更溫和。

必備食材　蒜頭300g、醋1杯、鹽1／2匙

① 　將醋、鹽、2杯水放進鍋子裡燒開。
　　　滾開後30秒關火。

② 　蒜頭切片備用。

③ 　放涼的醋汁和蒜片拌勻後冷藏保存。

NOTE 平時有胃炎或食道炎的人，請醃製一個星期後再使用。

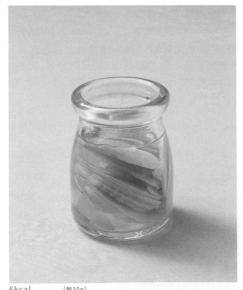

6kcal　　　（每15g）
碳水化合物————1.2g
脂肪——————0g
蛋白質—————1g
鈉——————120mg
膳食纖維————0.7g

小菜02 **醋醃嫩薑**

這是一道具有抗菌效果且能預防食物中毒的醃漬品。就如同在吃生魚片或握壽司時都會搭配食用的嫩薑。

必備食材　生薑300g、醋1杯、鹽1／2匙
加入甜菜（根）可以讓味道更有層次。

① 　將醋、鹽、2杯水放進鍋子裡燒開。
　　　滾開後30秒關火。

② 　生薑去皮，切片備用。

③ 　放涼的醋汁和薑片拌勻後冷藏保存。

NOTE 放入一小塊甜菜（根）就能做出粉紅色的醃漬品。

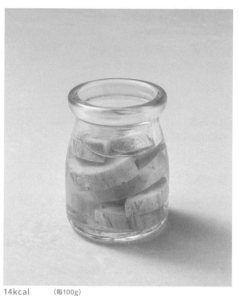

14kcal　　　(每100g)
碳水化合物————2g
脂肪————————0g
蛋白質——————1.2g
鈉—————————120mg
膳食纖維—————0.7g

小菜03 **無糖酸黃瓜**

你知道市面上酸黃瓜加的糖超乎你的想像嗎？只要捨棄點甜味，就能製作出更加爽口的酸黃瓜。

必備食材　黃瓜2條、醋1杯、鹽1／2匙
加入白蘿蔔、墨西哥辣椒（可以用青辣椒代替）、洋蔥、胡椒粒少許、阿洛酮糖1／2杯，可以讓味道更有層次。

① 　將醋、鹽、2杯水放進鍋子裡燒開。
　　滾開後30秒關火。

② 　小黃瓜用粗鹽搓洗過後，切成方便食用的大小備用。

③ 　放涼的醋汁和小黃瓜拌勻後冷藏保存。

NOTE 如果想要更清爽的口感，可以將白蘿蔔切塊一起醃漬。

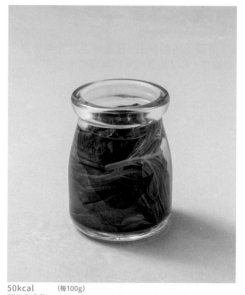

50kcal　　　(每100g)
碳水化合物————7g
脂肪————————0g
蛋白質——————5g
鈉—————————550mg
膳食纖維—————5.7g

小菜04 **低鹽芝麻葉醬菜**

這是一道用芝麻葉、蒜苔、辣椒做出的醬菜。為了延長保存時間，加入較多的醬油，雖然略微偏鹹，但如果可在一個月內食用完畢，可少加點醬油。

必備食材　芝麻葉500g、釀造醬油1／2杯、醋1杯、阿洛酮糖1杯
可以增加風味的材料：蒜仔花（蒜苔）、青辣椒、洋蔥少許

① 　將醬油、醋、阿洛酮糖、1.5杯的水放入鍋中煮沸。
　　不需煮太久，一旦水燒開30秒後即可熄火。

② 　芝麻葉洗淨後將水分去除。
　　水分越少越好。

③ 　將芝麻葉一葉一葉疊起，放入冷卻後的醬油醃汁裡浸泡並冷藏保存。

NOTE 加入蒜苔、青辣椒、洋蔥一起醃漬也很適合。

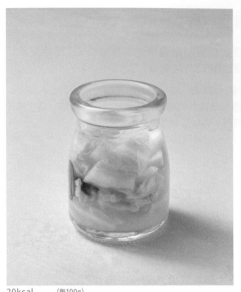

小菜05 低鹽白泡菜

你知道嗎?泡菜通常有過多的鹽分。只要降低泡菜鹽分就能有助於減肥,這道泡菜跟一般的比起來鹽分只有一半。

必備食材 白菜500g、珠蔥150g、白蘿蔔150g、青陽辣椒（可以用青辣椒代替）3根、蝦醬2匙、粗鹽1杯

① 白蘿蔔切絲、珠蔥切成蔥段備用（約手指長度）。
② 將洗淨的白菜和蘿蔔絲均勻撒上粗鹽,放置30分～1小時。
③ 醃漬的白菜和蘿蔔絲會出水,洗淨後泡在飲用水裡30分鐘,將鹽分徹底去除。
④ 將白菜、白蘿蔔、珠蔥、青陽辣椒、蝦醬放在一個碗裡混合均勻後,避免陽光直射,放在乾燥陰涼的地方,待1～2天熟成後冷藏保存。

NOTE 如果沒有蝦醬,也可以用魚露替代。

20kcal （每100g）
碳水化合物————3.8g
脂肪————0g
蛋白質————0.4g
鈉————120mg
膳食纖維————0.4g

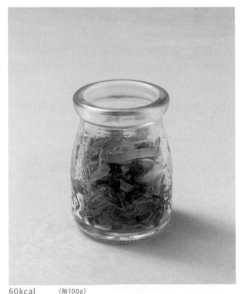

小菜06 天然甜味炒洋蔥

加在沙拉、三明治裡都好吃的炒洋蔥。洋蔥炒至焦化時會產生甜味,不加糖吃了更健康,可以試著和多種料理搭配食用。

必備食材 洋蔥2顆、橄欖油2匙
少許的鹽可以讓味道更有層次。

① 將洋蔥切絲備用。
洋蔥切得越薄,炒的時間越短。
② 在平底鍋中倒入橄欖油,放進洋蔥絲拌炒。
請維持在中小火。
③ 請慢慢地炒至焦化完全呈現褐色。

NOTE 也可以使用沙拉油。

60kcal （每100g）
碳水化合物————4g
脂肪————4g
蛋白質————1g
鈉————200mg
膳食纖維————1.9g

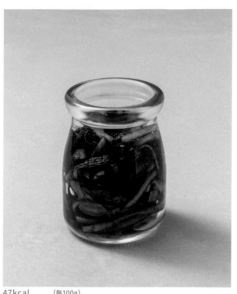

小菜07 芥末韭菜

芥末醬油拌韭菜及洋蔥,適合搭配肉及較油膩的食材使用。偶爾應用在低碳高蛋白與低碳高脂菜單中,讓減肥也可以吃得美味。

必備食材 芥末醬油1／2杯(60ml)、韭菜150g、洋蔥150g

加入少許青辣椒及阿洛酮糖2匙,可以讓味道更有層次。

① 　　韭菜切段(手指頭長)、洋蔥切薄絲備用。

② 　　芥末醬油、水1／2杯、韭菜、洋蔥拌勻即可。

47kcal 　　(每100g)
碳水化合物————9g
脂肪————0g
蛋白質————3g
鈉————800mg
膳食纖維————1g

[NOTE] 由於醬油鈉含量高,建議只吃韭菜和洋蔥。

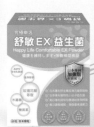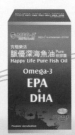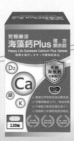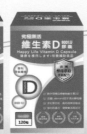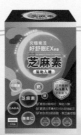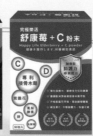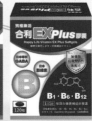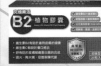

即將開始生酮飲食或新的飲食方法時,擔心在適應期
容易覺得精神不濟、身體無力,這時在日常補充能順利
讓能量代謝的保健食品,來補充食物上營養素的不足,
幫助大家在調整飲食型態時更好達成目標,為大家整理
幾個重點考慮搭配飲食補充的保健食品。

✓ 海藻鈣
✓ 魚油(Omega-3)
✓ 維生素(B、C、D)
✓ 鎂

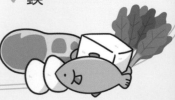

MED 全球 連鎖大藥局

4週完成 徹底的低碳高脂

PART 1

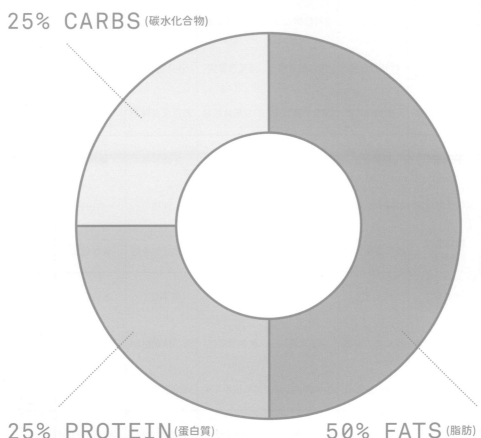

25% CARBS（碳水化合物）

25% PROTEIN（蛋白質）

50% FATS（脂肪）

低碳高脂菜單會讓人覺得每餐份量變少，主要是因為一般脂肪會融化在菜餚中，但所含熱量較碳水化合物或是蛋白質來得高，因此就算份量少也能迅速累積一天所需的熱量。不過，脂肪必須經過一小段時間才會產生持續性的飽足感，假如正餐完後仍有點餓，只要稍微忍耐10～20分鐘就沒問題了。

不運動就能減少 6公斤的4週菜單

這是不運動也能瘦下來的菜單，但害怕食譜太難吃？
別擔心！我會按照三餐來介紹卡路里相近、營養成份類似的可替換食材，
只需照著自己的口味與喜好做選擇就可以囉！

		MON	TUE	WED	THR	FRI	SAT	SUN
第1週 **目標減** **-2kg**	早餐	簡易餐1	簡易餐1	起司培根沙拉	起司培根沙拉	簡易餐2	簡易餐2	酪梨奶昔
	中餐	蕈菇爆炒 五花肉	烤培根豆腐	烤培根豆腐	滷蒜香雞翅	滷蒜香雞翅	自由餐	自由餐
	晚餐	芥末鮪魚飯糰	芥末鮪魚飯糰	西班牙蒜油蝦	芥末鮪魚飯糰	西班牙蒜油蝦	起司奶油 煎蛋捲	起司奶油 煎蛋捲
第2週 **目標減** **-1.5kg**	早餐	簡易餐1	簡易餐2	椰奶香蕉奶昔	椰奶香蕉奶昔	牛肉沙拉	簡易餐1	簡易餐2
	中餐	調味大醬拌飯	調味大醬拌飯	烤鴨	烤鴨	烤鴨	自由餐	雞蛋飯捲
	晚餐	蒟蒻涼拌 烏龍麵	泡菜燉豬背骨	泡菜燉豬背骨	麻婆豆腐蓋飯	麻婆豆腐蓋飯	辣炒雞腳	辣炒雞腳
第3週目 **標減** **-1.5kg**	早餐	簡易餐2	簡易餐1	簡易餐2	簡易餐1	簡易餐2	杏仁奶昔	杏仁奶昔
	中餐	燕麥奶油濃湯	燕麥奶油濃湯	鮪魚雞蛋粥	鮪魚雞蛋粥	起司烤雞捲餅	自由餐	牛胸肉拌麵
	晚餐	牛胸肉炒韭菜	牛胸肉炒韭菜	牛胸肉炒韭菜	烤培根青花菜	烤培根青花菜	焗烤牛肉 馬鈴薯	焗烤牛肉 馬鈴薯
第4週目 **標減** **-1kg**	早餐	簡易餐1	簡易餐2	簡易餐1	簡易餐2	雞腿肉沙拉	雞腿肉沙拉	奶油 巧克力奶昔
	中餐	蔬菜五花肉	蔬菜五花肉	奶油生蝦蓋飯	奶油生蝦蓋飯	奶油生蝦蓋飯	鮪魚菇菇煎餅	鮪魚菇菇煎餅
	晚餐	烤奶油鮭魚	烤奶油鮭魚	牛排蓋飯	牛排蓋飯	烤蒜味松阪豬	烤蒜味松阪豬	奶油鮮蝦 義大利麵

☞ 完成4週低碳高蛋白減肥法的「7大守則」

1. 勿食用事先調味的肉類
醬味排骨、烤肉、炒豬肉等調味過的肉，極有可能添加砂糖。

2. 勿飲用含糖量10g以上的飲料。
推薦飲品：美式咖啡、綠茶、紅茶、花草茶、氣泡水、檸檬水、生薑茶、無糖Mojito。

3. 飢餓時加入10g奶油或橄欖油
例如：防彈咖啡或美式咖啡。

4. 一週最多2次外食（最好避免飯類、麵包、麵類）
外食推薦菜單：五花肉、梅花肉、生菜包肉、豬腳、羊肉串、薄麵衣的傳統炸雞、綜合起司。

5. 攝取足量蔬菜
推薦蔬菜：蕃茄、黃瓜、紅椒、高麗菜、萵苣、花椰菜、青花菜以及菠菜等…綠葉蔬菜。

6. 除了以下列出的多澱粉蔬菜，請勿食用其它多澱粉蔬菜
地瓜、馬鈴薯、日本南瓜、玉米、豆子…。

7. 一週約2次左右享用海鮮（鯖魚、鮪魚…）

☞ 充飢救援「200kcal低碳高脂零食」

菜單執行期間肯定會面臨極度飢餓的時刻，這種情況下最佳解決辦法是補充水分跟低卡路里的蔬菜，但往往也有吃了還是很餓的情況發生。所以，讓我來告訴你拯救飢餓的「200kcal低碳高脂零食」。組合如下，一天只能額外充肌一次喔！

kcal	組合
205kcal	酸奶油70g＋酪梨50g
188 kcal	起司奶油20g＋杏仁20g (10顆)
198kcal	無糖花生醬2匙(30g)＋胡蘿蔔100g
175 kcal	起司條1個(20g)＋堅果類20g
160 kcal	奶油20g＋無糖奶茶糖漿30ml(食譜P.36)＋熱牛奶100ml
181 kcal	奶油10g＋無糖巧克力糖漿30ml (食譜P.36)＋熱牛奶100ml
200 kcal	低碳的減糖南瓜起司蛋糕100g(食譜P.295)＋牛奶200ml

第 1 週

輕鬆開始低碳高脂

一天攝取	**1,200kcal**
減重目標	**-2kg**
核心目標	感受高脂飽足感及變少的食量。

Check List

	算快	普通	算慢
1. 我吃飯很快	◯ 算快	◯ 普通	◯ 算慢
2. 我吃的很鹹	◯ 很鹹	◯ 普通	◯ 很淡
3. 早上會發呆無力	◯ 不會	◯ 偶爾	◯ 經常

1 吃飯快的人有過量飲食或是無法控制食欲的傾向。請試著放慢進食速度，請以每餐至少15分鐘為目標吧！只要慢慢吃，量少也容易有飽足感。但如果是吃很慢也吃很多的類型，可以在菜單中增加體積大卻低卡的食物，也有助於增添飽足感。在餐與餐之間感到飢餓時，請運用200kcal低碳高脂零食與蔬菜，並在空腹時攝取足夠水分。

2 有報告指出：「吃很鹹的人容易有用餐過量的傾向」。體內鹽份過多會使身體水腫、體重變重、體重下降速度變慢。反之，飲食清淡有益身體排出多餘水分，讓身體變得輕盈，使得減重初期效果顯著。當然此時減掉的是體內水分而不是體脂肪，但內心會產生堅定的意志，絕對是好的開始。因此相較一般人的口味，本書的食譜以低鹽餐為主，就算味道略微清淡，也要慢慢適應，期許讀者能品嚐到食物天然的味道。

3 要是早上感到無力，最好一起床就攝取少量的碳水化合物。因為大腦與肌肉會優先使用三大營養素之中的葡萄糖，所以低碳菜單可以紓解晨間的無力感。因此選擇「經常」的人，可在早餐菜單中挑選碳水化合物的比重最高的品項，要是執行困難，也可以吃一匙蜂蜜，如果這樣也沒效的話，定時服用維他命B群，對你會有幫助。

制訂我的第1週菜單

我試著以準備過程最簡便及多樣菜色為方向來擬訂菜單,即便是一星期當中,想在晚上吃鮪魚芥末飯糰也無妨。雖然享用多樣化的食物也挺好的,但更重要的是不厭倦且持續4週、堅持到底!

☞ **本週專家的推薦菜單**

我制訂了一天最多下廚兩次的菜單,可透過肉類、海鮮、豆類…等多種蛋白質食品來攝取好的脂肪;再者,想必有人會因為適應菜單覺得痛苦,所以週末的午餐排定自由餐。雖然晚餐也可以改吃自由餐,但可能會太過鬆懈,而且比起中餐,晚餐是基礎代謝量減少的時段,有可能會成為減肥的阻礙。平日要是有難以推掉的飯局,導致無法執行菜單,那麼將平日菜單跟週末自由餐對調也行。不過一定要謹記低碳高脂的7大守則哦!(詳見P.59)

	MON	TUE	WED	THR	FRI	SAT	SUN
BREAKFAST	簡易餐1	簡易餐1	起司培根沙拉	起司培根沙拉	簡易餐2	簡易餐2	酪梨奶昔
LUNCH	蕈菇爆炒五花肉	烤培根豆腐	烤培根豆腐	滷蒜香雞翅	滷蒜香雞翅	自由餐	自由餐
DINNER	芥末鮪魚飯糰	芥末鮪魚飯糰	西班牙蒜油蝦	芥末鮪魚飯糰	西班牙蒜油蝦	起司奶油煎蛋捲	起司奶油煎蛋捲

☞ **遵照推薦菜單當週準備事項**

////////// 是需要當天下廚的料理

SUN	製作7~8份低碳米飯冷凍保存	
MON	製作蕈菇爆炒五花肉	製作3份芥末鮪魚飯糰
TUE	製作2份烤培根豆腐	
WED	製作起司培根沙拉	製作西班牙蒜油蝦
THR	製作起司培根沙拉	製作2份起司奶油煎蛋捲
FRI	製作西班牙蒜油蝦	
SAT	製作2份起司奶油煎蛋捲	
SUN	製作酪梨奶昔	

選擇早餐

選擇第1週早餐菜單之前，務必要知道的「常識小百科」！

Q 水果主要是由碳水化合物構成的，但是有幾種水果的脂肪含量頗高，下列哪些水果內含高脂肪量呢？

- ① 芒果
- ② 椰子
- ③ 酪梨
- ④ 香蕉
- ⑤ 西瓜

A 椰子、酪梨
大部份的水果脂肪含量都未滿1%，但椰子卻足足有33%，酪梨也有18%的脂肪量，算是水果中高脂肪含量的吧？！因此應用在低碳高脂的菜單中是絕佳食材。

各種狀況的早餐食譜應對

1. 沒時間下廚。
① 起司培根沙拉　　② 酪梨奶昔　　**③ 簡易餐1**　　**④ 簡易餐2**

2. 早上有氣無力。
① 起司培根沙拉　　**② 酪梨奶昔**　　③ 簡易餐1　　④ 簡易餐2

3. 想要吃體積大的菜單。
① 起司培根沙拉　　② 酪梨奶昔　　③ 簡易餐1　　④ 簡易餐2

選項1. 用蛋白質開啟得意的一天之「飽足型」

起司培根沙拉 p.64

主材料	培根	營養成分	310kcal
所需時間	5～10分鐘		碳水化合物18g
料理方式	炒		脂肪19g
			蛋白質18g
預定食材費用	約NT$80		鈉715mg
			膳食纖維5.6g

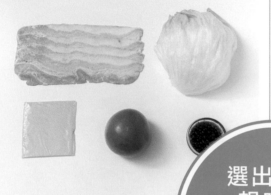

選項2. 每天早上有氣無力的「疲憊型」

酪梨奶昔 p.65

主材料	酪梨	營養成分	340kcal
所需時間	5～10分鐘		碳水化合物24g
料理方式	煮、剝		脂肪23g
			蛋白質9g
預定食材費用	約NT$50		鈉44mg

選出自己
想吃的
第1週早餐

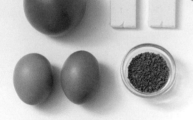

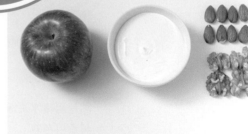

選項3. 早上總是匆匆忙忙的「簡易餐1」

防彈咖啡 p.65

主材料	雞蛋	營養成分	311kcal
所需時間	5～10分鐘		碳水化合物8.4g
料理方式	煮		脂肪24g
			蛋白質14g
預定食材費用	約NT$50		鈉136mg
			膳食纖維2.6g

選項4. 早上總是匆匆忙忙的「簡易餐2」

蘋果優格 p.65

主材料	蘋果	營養成分	310kcal
所需時間	5～10分鐘		碳水化合物26g
料理方式	削、拌		脂肪20g
			蛋白質6.5g
預定食材費用	約NT$80		鈉715mg
			膳食纖維7.7g

起司培根沙拉

生菜上灑上香濃起司與熟透培根，培根與起司不僅內含豐富脂肪，更有獨特香氣與鹹味，使清淡的沙拉更添風味。

材料
萵苣150 g
美國起司1片
培根180 g
蕃茄1顆

醬料
和風油醋醬 1 / 4 杯
（30g）

推薦添加的配料
洋蔥絲
紅椒
墨西哥辣椒

可搭配食材
無糖醃漬物
炒洋蔥

TIP
稍鹹的培根遇上起司，
使得沙拉味道再也不單調。

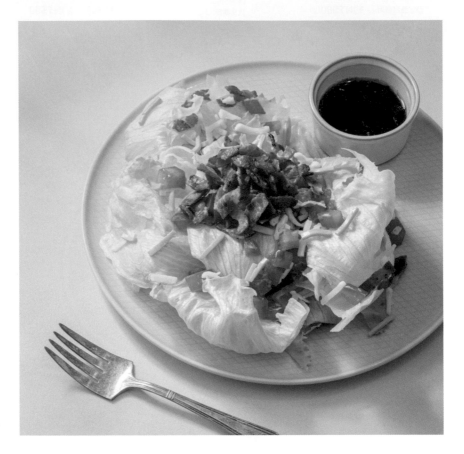

① 萵苣用冷水洗淨後，用濾網把水瀝乾。

② 將培根煎熟。
培根油脂不用去除，請用中火，以避免燒焦。

③ 將蕃茄切成便於食用的大小。
可用洋菇替換。

④ 依序放入萵苣、蕃茄、培根、起司盛盤，淋上醬料。
可用義大利黑醋替換，除此之外不推薦其他醬料。

NOTE 醬料只使用1/4紙杯量，太多的醬料有可能攝取多餘糖份。

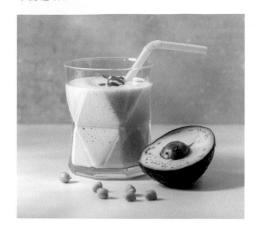

酪梨奶昔

以肉類為主的低碳高脂菜單中,這一道是富含植物性脂肪的少見食譜。

材料 酪梨100g、鷹嘴豆20g、牛奶或無糖豆漿100ml、水200 ml。這是一款富含植物性脂肪和蛋白質且香濃順口的冰沙。

① 準備事先煮好且冷凍保存的鷹嘴豆。

鷹嘴豆罐頭,請準備40 g。

② 滾水中加入1/4匙鹽巴,放入鷹嘴豆煮熟。

③ 煮熟後連同配料用攪拌機拌勻。

加入杏仁飲(無糖)的話,能夠增加維他命E跟鈣質的攝取量。

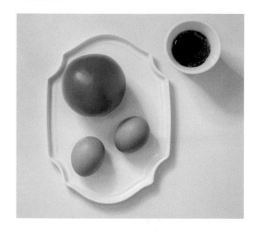

簡易餐1. 防彈咖啡

這是為了忙碌的現代人所準備的免下廚菜單,它的做法簡單,而且多虧雞蛋跟奶油內含的脂肪,使它成為富有飽足感的早餐。

材料 奶油20g、咖啡粉1匙、水煮雞蛋2顆、蕃茄1顆。

① 在100ml的熱水中放入奶油20 g和咖啡粉拌勻。

可用椰子油替換奶油,另外對咖啡因敏感的人可用低咖啡因紅茶取代咖啡。

② 搭配其他配料食用。

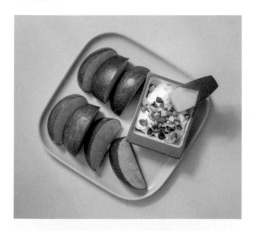

簡易餐2. 蘋果優格

優格是富含脂肪的乳製品的其中之一,用蘋果和堅果搭配優格,就成為一頓地中海式早餐。

材料 優格1/2杯(50g)、蘋果1顆、堅果類20g(杏仁果10顆、核桃3顆、花生15顆)。

① 將蘋果切成便於食用的大小。

可用1根香蕉替換。

② 將弄碎的堅果倒入優格。

③ 蘋果沾②食用。

第1週低碳高脂

選擇中餐

選擇第1週中餐菜單之前，務必要知道的「常識小百科」

 下列哪一個部位是雞肉中脂肪含量最高的？

1 雞翅
2 雞腿
3 雞肌
4 雞胸肉
5 雞腎

 雞翅（脂肪10g／100g）

極具吸引力的雞翅既柔軟又有嚼勁，而它的雞皮比例高，屬於高脂肪部位，因此用在低碳高脂菜單中，會是很好的食材。

各種狀況的中餐食譜應對

1. 喜歡有嚼勁的料理。
1 大蔥牛排　　2 五花肉炒香菇　　3 烤培根豆腐　　4 滷蒜香雞翅

2. 想要一次大量製作備用的簡便料理。
1 大蔥牛排　　2 蕈菇爆炒五花肉　　3 烤培根豆腐　　4 滷蒜香雞翅

3. 想要吃看起來豐盛的料理。
1 大蔥牛排　　2 蕈菇爆炒五花肉　　3 烤培根豆腐　　4 滷蒜香雞翅

選項1. 用來招待客人也不遜色的「豪華餐」

大蔥牛排 p.68

主材料	牛里肌肉	營養成分	459kcal
所需時間	20～30分鐘		碳水化合物30g 脂肪25g
料理方式	煎烤		蛋白質31g 鈉265mg
預定食材費用	約NT$105		膳食纖維6.2g

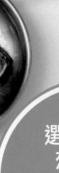

選項2. 富有飽足感的「滿足餐」

蕈菇爆炒五花肉 p.70

主材料	五花肉	營養成分	460kcal
所需時間	15～20分鐘		碳水化合物21g 脂肪36g
料理方式	炒		蛋白質20g 鈉65mg
預定食材費用	約NT$105		膳食纖維10g

選出自己想吃的 第1週中餐

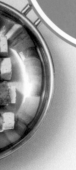

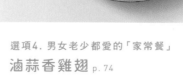

選項3. 不管是誰都能輕易料理的「EASY餐」

烤培根豆腐 p.72

主材料	培根	營養成分	440kcal
所需時間	10～15分鐘		碳水化合物16g 脂肪28g
料理方式	煎烤		蛋白質31g 鈉525mg
預定食材費用	約NT$105		膳食纖維5.8g

選項4. 男女老少都愛的「家常餐」

滷蒜香雞翅 p.74

主材料	雞翅	營養成分	460kcal
所需時間	5～10分鐘		碳水化合物31g 脂肪21g
料理方式	醬煮		蛋白質37g 鈉602mg
預定食材費用	約NT$80		膳食纖維5g

牛里肌 ｜ 大蔥牛排

使用大蔥、大蒜、奶油提升風味的牛排，搭配馬鈴薯一起享用，絕對是豐盛的一餐。

26%
碳水化合物

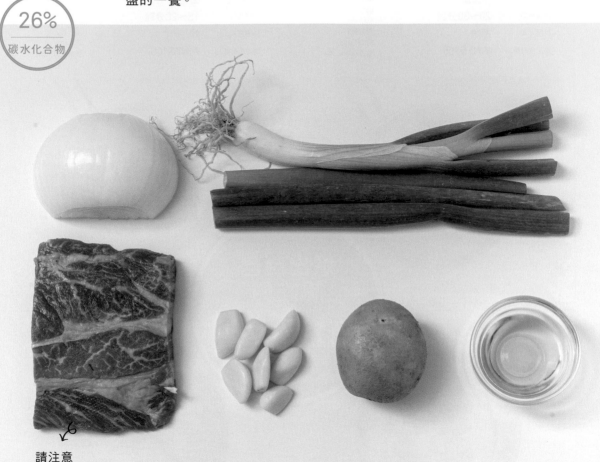

請注意

有的牛肉脂肪含量過高，吃下它便會吃進更多卡路里，
所以我不推薦，請購買油花較少的牛肉、肉牛、進口肉。

必備食材	牛里肌肉120g、奶油20g、大蒜7～8顆（30 g）、大蔥1根、洋蔥100 g、馬鈴薯100 g。
調味料	少許鹽、橄欖油1匙。
推薦添加的調味料	按照喜好添加胡椒粉、香草調味。
可搭配的食材	無糖醃漬物。
建議搭配的飯類	蒟蒻飯。
TIP	大蔥、大蒜、奶油能帶出牛里肌的不同風味。

□ EASY
□ MEDIUM
□ HARD

20～30 min

煎烤

冷藏保存（當日用完）

459KCAL

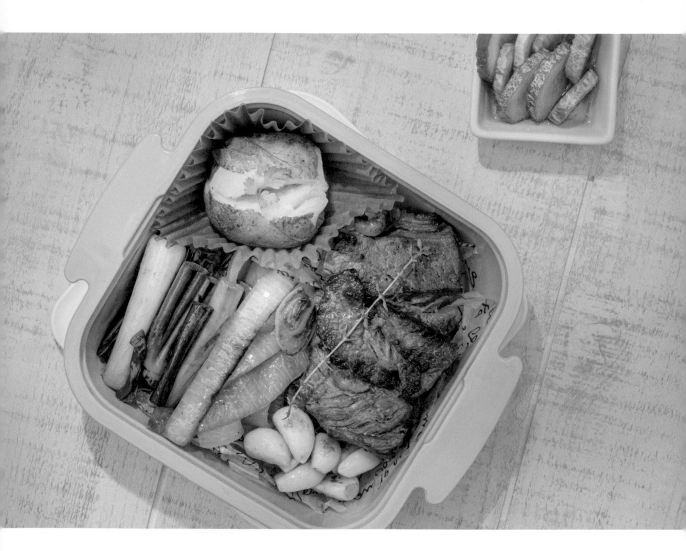

① 將牛里肌用廚房紙巾擦拭血水後，灑上一匙鹽跟橄欖油，靜置10分鐘左右。

② 準備好煮熟的馬鈴薯。

③ 將奶油放入熱鍋中融化，將大蒜跟大蔥炒香。
橄欖油跟奶油不適合過高油溫，請用中火。

④ 先取出炒好的蔥蒜，將洋蔥跟牛肉放入鍋中煎烤。
可用蘆筍或蕃茄替換洋蔥。

⑤ 煎至牛肉上下表面焦黃後，倒入蔥蒜，迅速煎烤一下後關火。

⑥ 將煎牛肉所殘留的油淋在馬鈴薯上食用。

五花肉 ｜ 蕈菇爆炒五花肉

高脂肪含量的代表肉類五花肉，搭配香菇再加入多種蔬菜。享用國民美食
五花肉的同時還能夠減肥，是這道料理最大的優點。

17%
碳水化合物

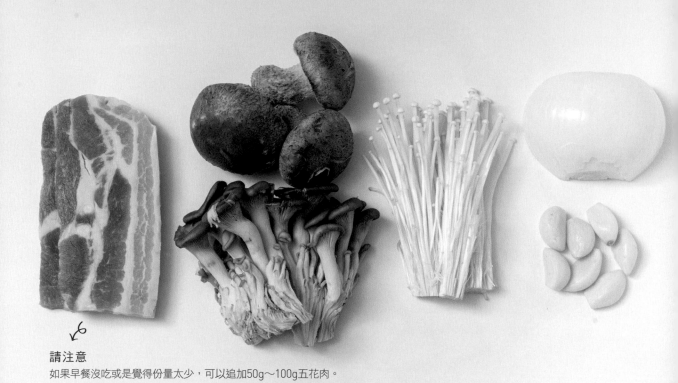

請注意
如果早餐沒吃或是覺得份量太少，可以追加50g～100g五花肉。

必備食材	五花肉100g、香菇200g、洋蔥100g、大蒜7～8顆（30g）。
調味料	辣椒、胡椒粉、鹽。
可搭配的食材	低鹽白泡菜。
建議搭配的飯類	蔬菜飯。
TIP	香菇增量就能攝取到豐富的膳食纖維，並且更有飽足感。

□ EASY
□ MEDIUM
□ HARD

15～20min

炒

冷藏保存2～3天

460KCAL

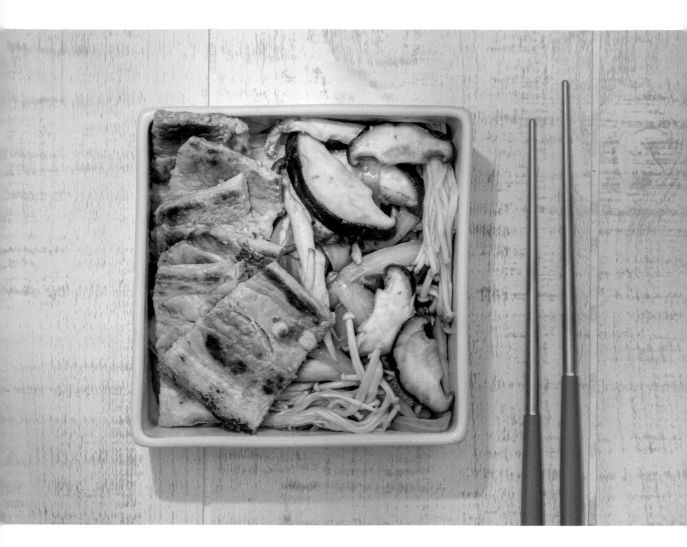

① 熱鍋煎烤五花肉跟大蒜。

② 煎至八分熟時先取出,用鍋中殘留的油拌炒香菇跟洋蔥。

③ 香菇跟洋蔥炒至一定熟度後,放進五花肉一同煎熟。

培根 | 烤培根豆腐

用培根將柔軟的豆腐捲起來煎的烤培根豆腐,它的優點是可以同時攝取到植物性與動物性脂肪。

15%
碳水化合物

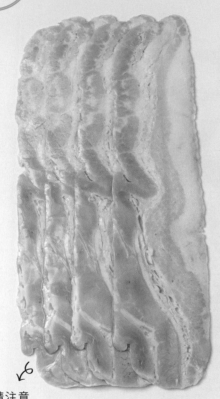
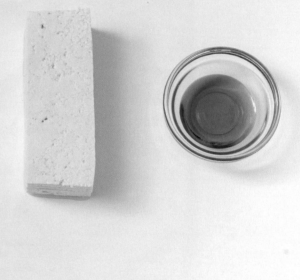

請注意
由於培根本身就有鹹味,所以最好不要加鹽調味。

必備食材	培根80g、豆腐200g。
醬料	蒜味麻辣醬或是辣油1匙。
推薦的配料	蔥花。
可搭配的食材	無糖醃漬物。
建議搭配的飯類	蔬菜飯。
TIP	培根煎到酥脆,豆腐也熟透,完成一道外酥內嫩的料理。

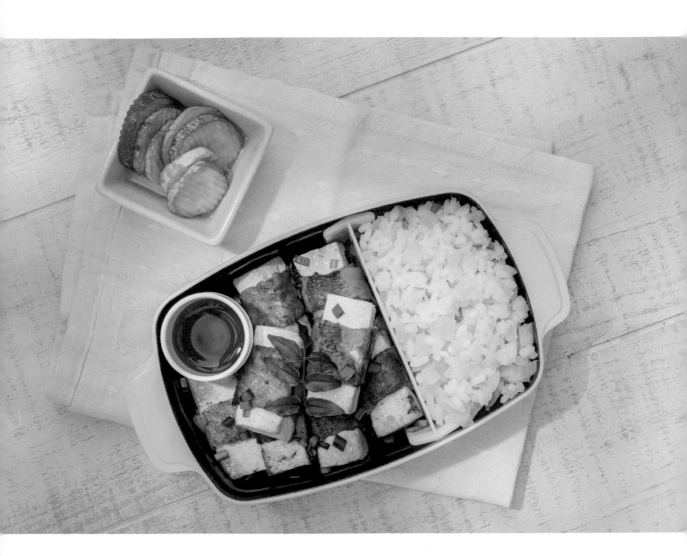

① 豆腐切成2cm左右大小。

② 用廚房紙巾擦乾豆腐表面的水份後，再用培根包住。

③ 放入熱鍋中無油煎烤。
煎烤過程中培根會出很多油，所以不用另外加油。

④ 培根煎到酥脆後，關火起鍋再淋上醬料。
事先沒能製作醬料的話，請再多煎20g培根。

雞翅 ｜ 滷蒜香雞翅

它是蒜味醬油醃漬的雞翅拿去煎或燉的料理，一天只要照著這樣做3～4次，即可做出3～4天的份量。

27%
碳水化合物

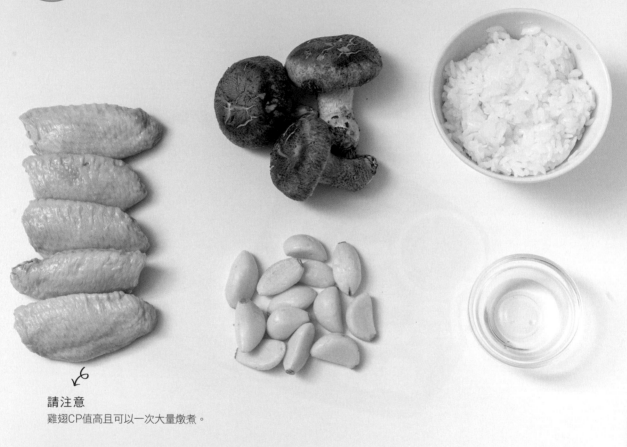

請注意
雞翅CP值高且可以一次大量燉煮。

必備食材	雞翅250g (4～5支)、大蒜12～13顆 (50g)、香菇50g (3個)、蔬菜、飯100g (半碗)。
調味料	醬油2匙、蔥油1匙。
推薦的配料	辣椒。
可搭配的食材	低鹽醬菜。
TIP	大蒜跟醬油的完美組合，搭配嚼勁十足的雞翅，味道當然是不在話下。

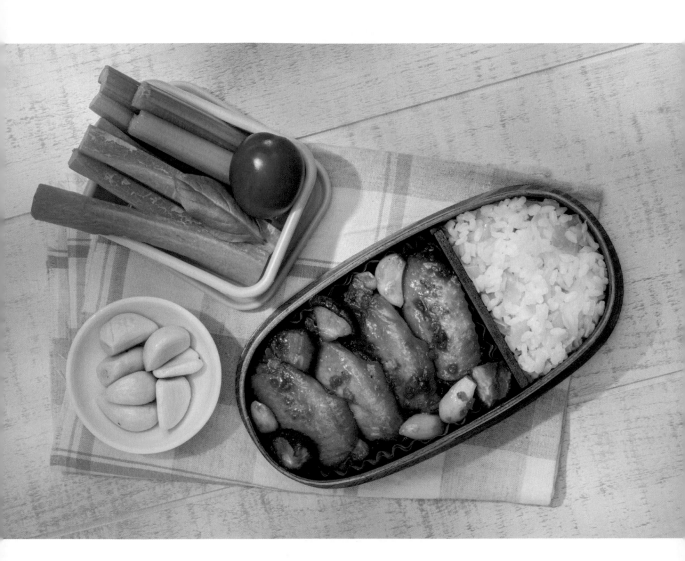

① 先將5顆大蒜切末，與醬油拌勻。

② 雞翅淋上①的醬料，稍微入味後，放入冰箱10～20分鐘。

③ 熱鍋中倒入蔥油，將剩餘的大蒜炒至焦化後，再放入雞翅跟香菇拌炒。
為了不讓雞皮沾鍋，可以灑些許水。香菇可用杏鮑菇或秀珍菇替代。

④ 全熟後起鍋，搭配蔬菜飯一起吃。
可用蒟蒻飯或香菇飯替代。

選擇晚餐

選擇第1週晚餐菜單之前，務必要知道的「常識小百科」！

Q 下列哪一個選項是美乃滋的主要材料？

① 大豆油
② 蛋黃
③ 豬油
④ 奶油
⑤ 人造奶油

A 蛋黃

美乃滋是以23%脂肪組成的高脂肪食品，聽說除了加入蛋黃，也有加入少許的醋跟鹽等佐料。

各種狀況下的晚餐食譜應對

1. 不太會做菜。
① 起司奶油煎蛋捲　② 芥末鮪魚飯糰　③ 西班牙蒜油蝦　④ 脆皮豬肉

2. 愛吃麵包。
① 起司奶油煎蛋捲　② 起司奶油煎蛋捲　③ 西班牙蒜油蝦　④ 脆皮豬肉

3. 只要做一次就能吃好幾次。
① 起司奶油煎蛋捲　② 芥末鮪魚飯糰　③ 西班牙蒜油蝦　④ 脆皮豬肉

選項1. 簡單可以經常做的「簡易餐1」

起司奶油煎蛋捲 p.78

主材料	雞蛋	營養成分	**470kcal**
所需時間	10～15分鐘		碳水化合物37g
料理方式	煎		脂肪27g
預定食材費用	約NT$50		蛋白質20g
			鈉540mg
			膳食纖維1.7g

選項2. 簡單便宜無負擔的「簡易餐2」

蕈菇爆炒五花肉 p.80

主材料	鮪魚	營養成分	**343kcal**
所需時間	15～20分鐘		碳水化合物29g
料理方式	切碎、汆燙		脂肪15g
預定食材費用	約NT$50		蛋白質23g
			鈉425mg
			膳食纖維3.6g

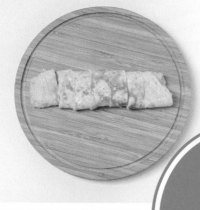

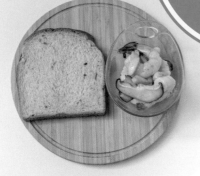

選出自己
想吃的
第1週晚餐

選項3. 香氣十足的「香香餐」

西班牙蒜油蝦 p.82

主材料	蝦子	營養成分	**471kcal**
所需時間	15～20分鐘		碳水化合物33g
料理方式	炒		脂肪23g
預定食材費用	約NT$105		蛋白質30g
			鈉300mg
			膳食纖維7.4g

選項4. 用味覺犒賞自我努力的「滿足餐」

滷蒜香雞翅 p.84

主材料	帶皮五花肉	營養成分	**468kcal**
所需時間	60分鐘以上		碳水化合物20g
料理方式	烤		脂肪34g
預定食材費用	約NT$105		蛋白質17g
			鈉120mg
			膳食纖維3.7g

雞蛋 | 起司奶油雞蛋捲

這是使用香濃起司、奶油和牛奶製作而成的煎蛋捲,搭配蒟蒻飯一起吃既營養又美味,不僅使用食材少且簡單便宜。

31%
碳水化合物

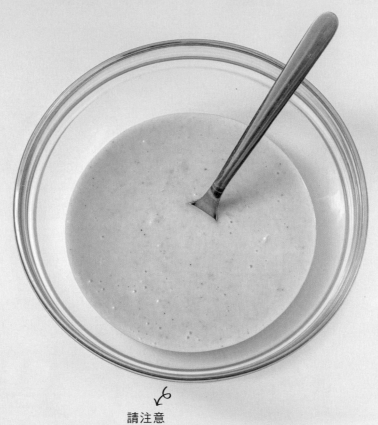

請注意
雞蛋用濾網過篩的話,即可做出更加軟嫩的煎蛋捲。

必備食材	雞蛋3顆、美國起司1片、牛奶100ml、奶油10g、蒟蒻飯150g。
調味料	食用油1匙、少許鹽。
推薦的配料	蔥花、胡蘿蔔、洋蔥、青辣椒、胡椒粉。
可搭配的食材	芥末美乃滋(牛奶100ml+芥末美乃滋2～3匙)、低鹽白泡菜、涼拌菠菜。
TIP	加入牛奶、奶油和起司這類乳製品,會使煎蛋捲又香又軟嫩。

□ **EASY**
□ MEDIUM
□ HARD

10〜15min

煎

冷藏保存 最多兩天

470KCAL

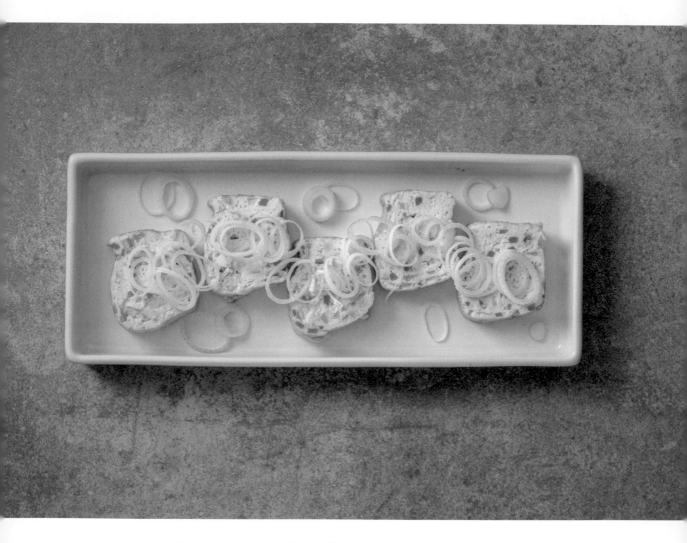

① 將蛋汁、軟化的奶油、鹽和牛奶拌勻。

② 熱鍋中倒入1匙食用油後,將①倒入鍋中。

③ 等到蛋液底部適度熟透後,放上1片起司,然後從邊緣處開始捲。
切達起司放入鍋底易焦掉,所以包成內餡。

④ 捲好成型後,置於砧板約5分鐘,待涼掉後再切成適合食用的大小。
煎蛋捲在熱燙的狀態下易碎,很難切得漂亮,放涼後再切塊吧!

⑤ 搭配2/3碗蒟蒻飯(150g)一起吃。

芥末 | 芥末鮪魚飯糰

這道是與芥末美乃滋絕配的鮪魚所做成的飯糰,製作方便且食材便宜,再加上可以冷凍保存,它將會讓減肥變得更加容易執行。

34%
碳水化合物

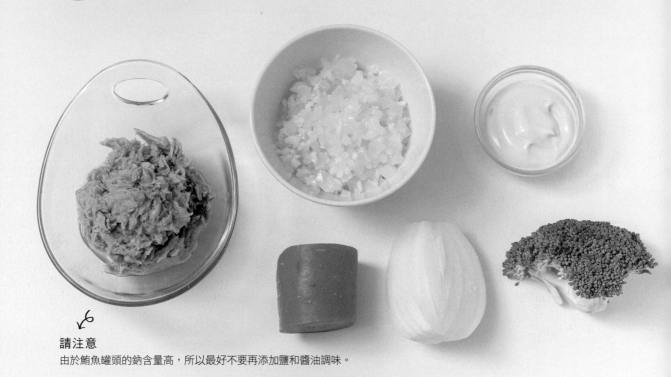

請注意
由於鮪魚罐頭的鈉含量高,所以最好不要再添加鹽和醬油調味。

必備食材	鮪魚罐頭100g、洋蔥50g、青花菜50g、胡蘿蔔50g、蒟蒻飯100g。
調味料	芥末美乃滋2匙。
推薦的配料	無調味的海苔。
可搭配的食材	醋醃薑片。
TIP	包進滿滿的蔬菜與蒟蒻,相當適合成為低碳菜單餐點。

▢ **EASY**
▢ MEDIUM
▢ HARD

15~20min

切碎、汆燙

冷凍保存　3~4天

343KCAL

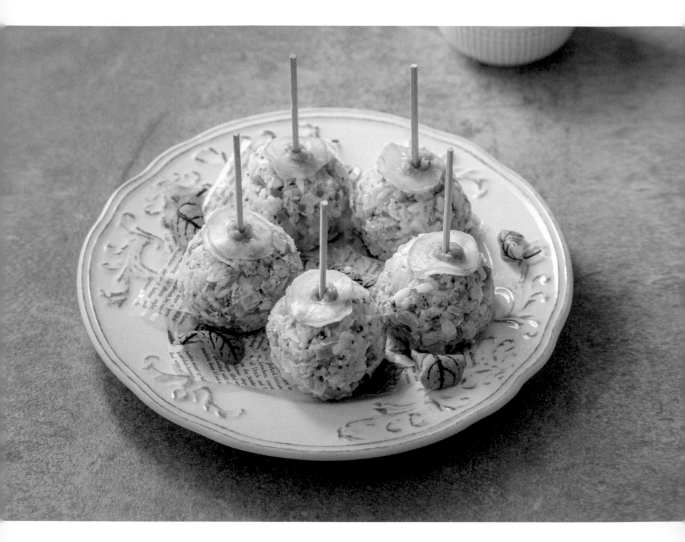

① 　**將洋蔥、胡蘿蔔及青花菜切成碎丁。**
　　要是切得太大飯糰會難以成型。可用小黃瓜替換胡蘿蔔，菠菜替換青花菜。

② 　**將蔬菜丁用滾水汆燙20秒左右。**
　　雖然可省略此步驟，但要是大量製作並存放的話，請務必要汆燙。

③ 　**將所有食材拌勻。**

④ 　**把飯糰捏成方便食用的大小後，個別包裝後冷凍保存。**

蝦子 | 西班牙蒜油蝦

絕佳風味的香菇和大蒜，遇上蝦子特有的美味，可說是難以失敗的料理。
為攝取適量的碳水化合物，本道菜包含一片麵包。

28%
碳水化合物

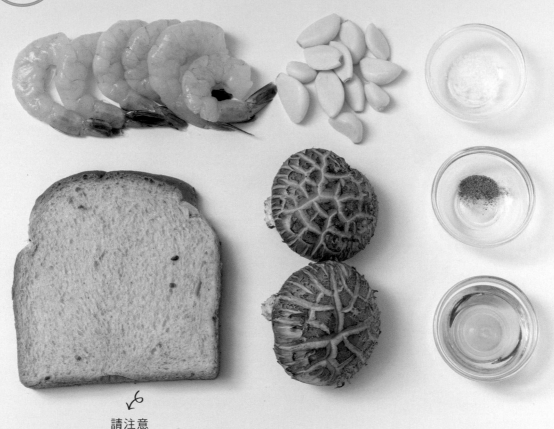

↙
請注意
請挑選雜糧麵包、黑麥麵包或是全麥麵包。

必備食材	冷凍蝦仁6～8尾（100g）、大蒜12～13顆（50g）、香菇50g、麵包1片（35g）。
調味料	橄欖油2匙（20g）。
推薦添加的調味料	少許鹽、胡椒粉。
可搭配的食材	無糖醃漬物。
TIP	請將殘留於鍋中的橄欖油塗在麵包上。

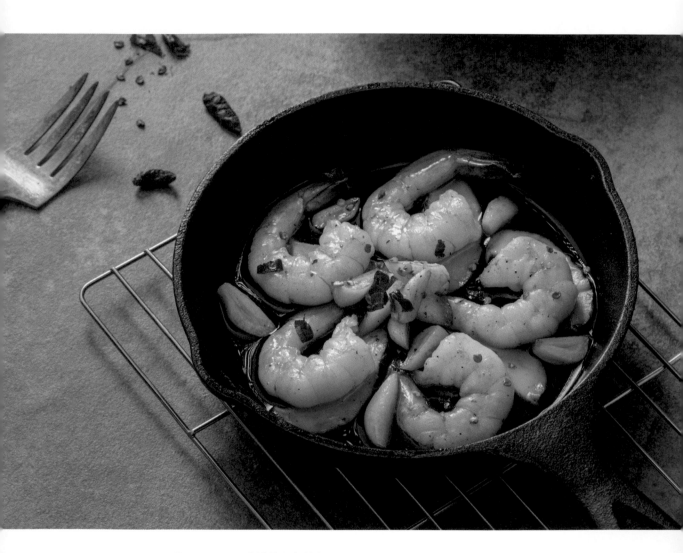

① 用少許鹽跟胡椒粉將蝦仁抓醃入味。

② 大蒜跟香菇切片。
可用杏鮑菇替換香菇。

③ 熱鍋中倒入橄欖油把蒜片炒香。
請使用中火。

④ 炒至焦香後，依序放入香菇跟蝦仁炒熟。

⑤ 蝦仁全熟後，搭配麵包一起享用。

三層肉 | 脆皮燒肉

這是可以在香港跟泰國品嚐到的料理，皮酥肉嫩！它能與不減肥的家人一起吃，拿來招待朋友一點也不遜色。

32%
碳水化合物

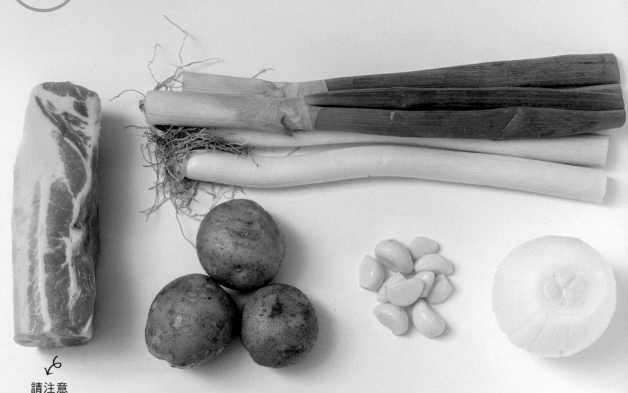

請注意
絕對不可以省略外皮塗抹醋和鹽的步驟，否則外皮不但不酥脆，肉質還會變得非常老又硬。

必備食材	三層肉100g、馬鈴薯80g、洋蔥60g、大蒜5顆（20g）、大蔥半根。
調味料	少許粗鹽跟胡椒粒、醋1～2匙。
推薦添加的調味料	少許鹽、胡椒粉。
可搭配的食材	無糖醃漬物、醃蒜頭。
TIP	外層如餅乾般酥脆、內層肉質細緻軟嫩。

□ EASY
□ MEDIUM
□ HARD

60min

烤

冷藏保存 2～3天

450KCAL

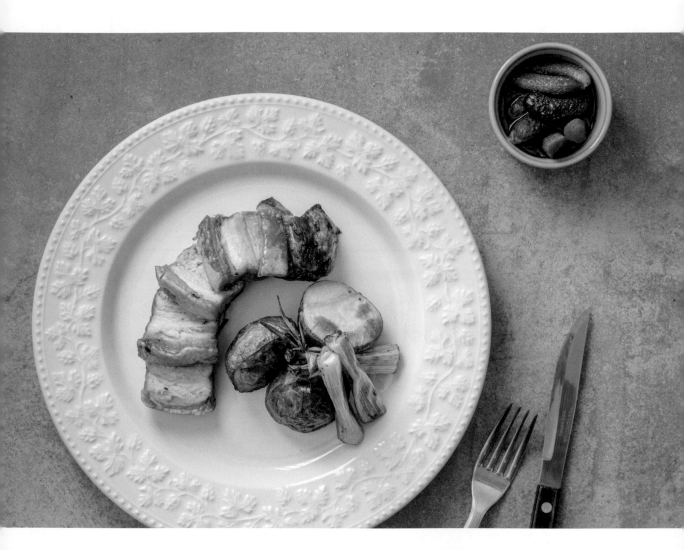

① 在五花肉外皮上劃刀，再抹上充分粗鹽，放入冰箱30分鐘以上。
為了讓外皮酥脆必須透過去除水份的步驟。請使用生菜包肉用的厚切肉片，而非一般烤肉肉片。

② 將洋蔥、大蒜跟大蔥切絲、馬鈴薯切成一口大小。

③ 把五花肉從冰箱裡取出，拍掉鹽巴，外皮抹醋。

④ 在有深度的烤盤中放入洋蔥、大蒜、大蔥、馬鈴薯，並灑上胡椒粒後，倒入1個紙杯的水量。

⑤ 烤盤先放進烤箱中預熱至200度，五花肉皮朝上，烤20～30分鐘。
請保持外皮乾燥並留意水量調整。

⑥ 待全熟後，取出五花肉靜置一會，再搭配馬鈴薯一起享用。

第2週

養成料理習慣的低碳高脂

一天攝取	**1,200kcal**
減重目標	**-1.5kg**

核心目標 養成下廚習慣的同時享受減重過程。

Check List

1. 執行菜單的同時覺得頭好暈	◯ 一週3次以上	◯ 一週約1～2次	◯ 不會頭暈
2. 下廚又累又麻煩	◯ 好累	◯ 還行	◯ 享受下廚
3. 經常想吃甜食	◯ 已吃	◯ 還可以忍受	◯ 不想吃

1 若一週感到暈眩的頻率達三次以上的話，試著思考一下是不是吃得比制訂的菜單還少。如果吃的少，得努力照著菜單一天攝取至少1200 kcal；要是吃得跟菜單差不多，一週還是會有三次以上覺得頭暈，那麼就有需要減緩減肥的速度。例如：早餐跟晚餐遵照菜單執行，而中餐一樣是按照菜單去吃，只是份量方面不做限制，可以吃到飽，雖然這樣做減重速度較慢，但是比起快速減重，維護健康更重要，所以一定要慢慢來，不要著急。

2 下廚好累想放棄，試著這樣做吧！早餐選擇不用下廚的簡易餐，而中餐或晚餐可以排定只要做一次就能放在冰箱裡吃兩、三天的料理。只是以這種方式制訂菜單，會有連續兩到三天都吃同樣的菜色，這對減重是不會有問題，只要本人不覺得膩就行了。接著是嫌下廚麻煩卻覺得值得做的人，為了讓他們覺得下廚是件開心的事，做菜時可以放音樂、邀請減肥中的朋友一起用餐，或是將做好的料理上傳社群分享，也可想想其他增加樂趣的方法。

3 一般來說，甜點都會添加很多碳水化合物（例如砂糖…等），可以視它為低碳菜單的勁敵。要是嘴饞很難受，可以參考書中的零食食譜（P.59）製作低碳零食，部分菜單只要做一次就能長時間保存，所以不會太麻煩。如果沒時間做，可以找市售的蒟蒻果凍或無糖低碳零食。買現成的來吃也是一種方法，不清楚哪種產品好的話，請參考P.59的低碳高脂零食推薦表，但是零食熱量以150 kcal為限，不可超過。

制訂我的第2週菜單

自由餐時所推薦與必須避免的食物請參照P.28。若不覺得執行一週菜單很累或是有推不掉的飯局，而一週中也已經享用過自由餐的話，那麼週末菜單沒有制定自由餐的那幾餐，建議照著菜單執行下去。

☞ 本週專家的推薦菜單

我制訂了不會吃到膩、也不用做太多或是不用太常做的料理。像中餐的奶油調味大醬拌飯，只要做一次就能吃好幾天，這類料理我曾經連續吃兩到三天。如果下廚時間多又不想吃相同菜色，不遵照這份菜單吃也無妨，週末兩天中的其中一天中餐可以吃自由餐。若覺得一週菜單執行困難且不夠飽的話，請選擇碳水化合物少的料理並且吃到有飽足感為止。

	MON	TUE	WED	THR	FRI	SAT	SUN
BREAKFAST	簡易餐1	簡易餐2	椰奶香蕉奶昔	椰奶香蕉奶昔	牛肉沙拉	自由餐1	自由餐2
LUNCH	調味大醬拌飯	調味大醬拌飯	烤鴨	烤鴨	烤鴨	自由餐	雞蛋飯捲
DINNER	蒟蒻涼拌烏龍麵	泡菜燉豬背骨	泡菜燉豬背骨	麻婆豆腐蓋飯	麻婆豆腐蓋飯	辣炒雞腳	辣炒雞腳

////////// 是需要當天下廚的料理

☞ 遵照推薦菜單當週準備事項

SUN	製作12份低碳米飯冷凍保存	製作2份大醬	製作奶油牛肉醬
MON	製作蒟蒻涼拌烏龍麵		
TUE	製作2份泡菜燉豬背骨		
WED	製作椰奶香蕉奶昔	製作3份烤鴨	
THR	製作椰奶香蕉奶昔	製作2份麻婆豆腐蓋飯	
FRI	製作牛肉沙拉		
SAT	製作2份辣炒雞腳		
SUN	製作雞蛋飯捲		

選擇早餐

選擇第2週早餐菜單之前，務必要知道的「常識小百科」！

 牛肉中脂肪含量最高的部位是哪裡？

① 里肌肉
② 腰內肉
③ 上腰肉
④ 牛肋間橫隔膜
⑤ 上牛臀肉

里肌肉
脂肪含量最高的部位。人稱肋眼牛排的肋脊部位，每100g佔27g脂肪，接著是牛肋間橫隔膜（20g）、上腰肉（16g）、腰內肉（13g）、上牛臀肉（7g），這裡須注意的是因等級、原產地不同，相同部位脂肪含量也有所差距，導致我在計算營養成份時苦惱了很久。因此我決定取所有部位的平均值，要是特別在意營養成份的人，請參考這個數據（約略20g脂肪／100g）。

各種狀況的早餐食譜應對

1. 我想吃脂肪含量最高的料理。
①牛肉沙拉　②椰奶香蕉奶昔　③簡易餐1　④簡易餐2

2. 小孩子也可以一起吃的料理有嗎？
①牛肉沙拉　②椰奶香蕉奶昔　③簡易餐1　④簡易餐2

3. 可以外帶的料理。
①牛肉沙拉　②椰奶香蕉奶昔　③簡易餐1　④簡易餐2

選項1. 喜歡有嚼勁的「牛肉餐」

牛肉沙拉 p.90

主材料	牛肉	營養成分	332kcal
所需時間	15～20分鐘		碳水化合物18g
			脂肪21g
料理方式	烤		蛋白質17g
			鈉360mg
預定食材費用	約NT$105		膳食纖維3.8g

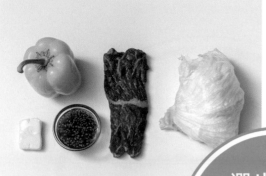

選項2. 偏好甜味的「點心餐」

椰奶香蕉奶昔 p.91

主材料	椰奶	營養成分	284kcal
所需時間	5～10分鐘		碳水化合物24g
			脂肪18.3g
料理方式	剝		蛋白質3.7g
			鈉137mg
預定食材費用	約NT$50		膳食纖維4.1g

**選出自己
想吃的
第2週早餐**

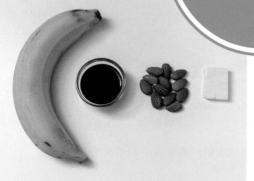

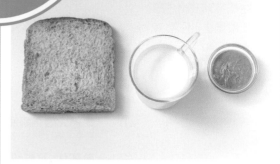

選項3. 早上總是匆匆忙忙的「簡易餐1」

防彈咖啡 p.91

主材料	香蕉	營養成分	276kcal
所需時間	5分鐘以內		碳水化合物21g
			脂肪19g
料理方式	沖泡		蛋白質6g
			鈉2mg
預定食材費用	約NT$50		膳食纖維4.8g

選項4. 早上總是匆匆忙忙的「簡易餐2」

花生奶油吐司 p.91

主材料	全麥麵包	營養成分	326kcal
所需時間	5分鐘		碳水化合物29g
			脂肪16g
料理方式	無		蛋白質13g
			鈉308mg
預定食材費用	約NT$50		膳食纖維2.2g

牛肉沙拉

新鮮蔬菜搭配烤牛肉，是搭配性非常好的沙拉，牛肉不但能增加飽足感，再加上用奶油煎烤，也讓沙拉原本清淡的味道提升不少，這應該會是讓人滿足的一餐。

材料
牛肉80g
奶油10g
萵苣150g
紅椒1顆

醬料
和風油醋醬2匙

推薦的配料
洋蔥、小黃瓜

可搭配的食材
炒洋蔥

TIP
醬汁不是在最後淋上，而是在攪拌時倒入，即使醬汁用量少，只要有拌勻就很夠味。

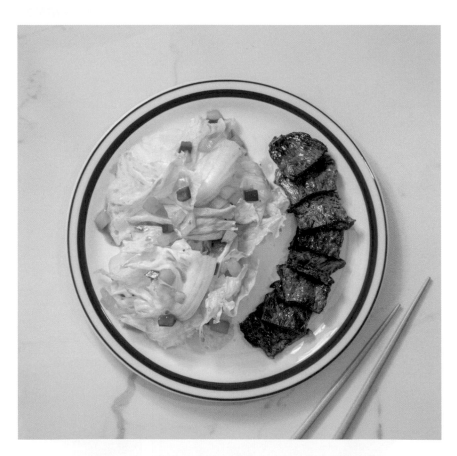

① 熱鍋先融化奶油，再將切成便於食用大小的牛肉煎熟。
要是準備低脂肪的瘦肉，請追加5g奶油。

② 將萵苣、紅椒切成一口大小，跟醬汁一起拌勻。

③ 牛肉靜置一會後，置於蔬菜上方。
沒醬汁的話，可將橄欖油1匙、醬油1/2匙、醋1/2匙，拌在一起使用。

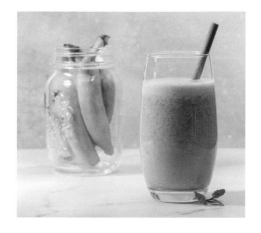

椰奶香蕉奶昔

當富有奶油味的椰奶遇上甜甜的香蕉，不管是誰都能接受這款冰沙。

材料 椰奶100 ml、香蕉1條（100 g）、椰子水200 ml。
椰奶含有高脂肪且有濃郁奶香。

① 將所有材料倒入攪拌機裡攪拌即可。

椰奶可用椰子油25g替換，椰子水可用杏仁飲（無糖）190 ml、鮮奶100 ml或是無糖豆漿100 ml替換。

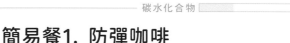

簡易餐1. 防彈咖啡

這是喚醒早晨的防彈咖啡，搭配堅果類以及香蕉的飲品。要是早上會呈現呆滯並且想吃點東西時，它會是不錯的選擇。

材料 無鹽奶油10g、濃縮咖啡1份（30ml）、杏仁果10〜12顆（20g）

① 濃縮咖啡跟奶油拌勻後再倒入熱水調整濃度。

咖啡粉用1匙即可。

② 搭配香蕉、杏仁果一起吃。

核桃、花生跟開心果…等，只要有想吃的堅果類都可以替換。

(NOTE) 由於奶油在低溫中會凝固，所以防彈咖啡無法做成冷飲。

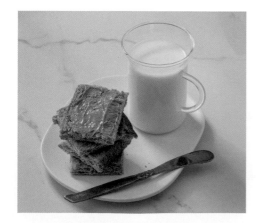

簡易餐2. 花生奶油土司

忙碌的早晨裡連在家用餐的時間都沒有，這種情況只要外帶花生醬吐司就沒問題了。相當簡便，即使看起來量很少，但花生醬含有豐富的脂肪，也是能充份吃飽的一餐。

材料 無糖花生醬1匙（15g）、全麥麵包1片、牛奶200 ml。

① 挖1匙花生醬塗抹於麵包上。

可用雜糧麵包或黑麥麵包替換。

② 搭配牛奶一起吃。

可用無糖豆漿替換。

選擇中餐

選擇第2週中餐菜單之前,務必要知道的「常識小百科」!

Q 肉類、家禽類之中,不飽和脂肪酸含量最高的肉是哪一種?

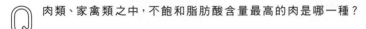

① 雞肉
② 牛肉
③ 豬肉
④ 羊肉
⑤ 鴨肉

A 鴨肉

鴨肉所含不飽和脂肪酸是最高的。不飽和脂肪酸與飽和脂肪酸不同,它可以穩定體內的膽固醇數值,而且有益血管健康,可說是優質脂肪酸。不飽和脂肪酸攝取量少的人,我推薦補充Omega-3。近來低碳高脂菜單蔚為風潮,同時也有人提出飽和脂肪酸與不飽和脂肪酸的基本功效之相關疑問,但是截至目前為止已發表的論文或是研究結果都顯示出,不飽和脂肪酸的助益更大。因此,比起飽和脂肪酸,我更常推薦在菜單中加入富含不飽和脂肪酸的魚類、植物性脂肪以及鴨肉等。

各種狀況的中餐食譜應對

1. 有適合帶便當的料理嗎?
① 烤鴨　② 調味大醬拌飯　③ 義式肉醬燒豆腐　**④ 雞蛋飯捲**

2. 愛吃肉。
① 烤鴨　② 調味大醬拌飯　③ 義式肉醬燒豆腐　④ 雞蛋飯捲

3. 做一次就想吃好幾次。
① 烤鴨　**② 調味大醬拌飯**　**③ 義式肉醬燒豆腐**　④ 雞蛋飯捲

選項1. 愛吃肉的「肉食主義餐」
烤鴨 p.94

主材料	鴨肉	營養成分	455kcal
所需時間	15～20分鐘		碳水化合物32g
			脂肪24g
料理方式	熬煮、炒		蛋白質24g
			鈉84mg
預定食材費用	約NT$80		膳食纖維13g

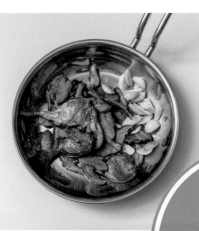

選項2. 做一次就能存放的「一次解決餐1」
調味大醬拌飯 p.96

主材料	豆腐	營養成分	457kcal
所需時間	15～20分鐘		碳水化合物35g
			脂肪25g
料理方式	炒		蛋白質19g
			鈉380mg
預定食材費用	約NT$65		膳食纖維6.6g

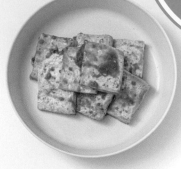

**選出自己
想吃的
第2週中餐**

選項3. 做一次就能存放的「一次解決餐2」
義式肉醬燒豆腐 p.96

主材料	豆腐	營養成分	450kcal
所需時間	30分鐘		碳水化合物11g
			脂肪32g
料理方式	煎烤、燉		蛋白質26g
			鈉350mg
預定食材費用	約NT$90		膳食纖維6g

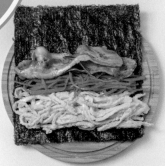

選項4. 適合帶便當的「便當餐」
雞蛋飯捲 p.100

主材料	雞蛋	營養成分	456kcal
所需時間	25～30分鐘		碳水化合物15g
			脂肪29g
料理方式	炒		蛋白質30g
			鈉683mg
預定食材費用	約NT$50		膳食纖維2.1g

鴨肉料理 ｜ 烤鴨

富含不飽和脂肪酸的鴨肉，搭配有益身體健康的大蒜，是道健康的低碳高脂菜單。易於製作且保證美味，可以大膽地試做看看。

28%
碳水化合物

請注意
因為煙燻鴨肉比想像中的更快壞掉，剩餘的請冷凍保存。

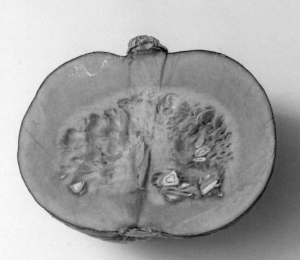
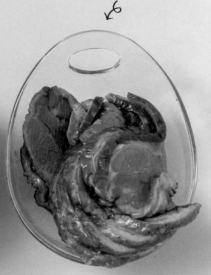
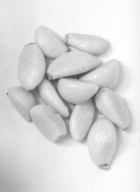

必備食材	鴨肉120g、大蒜6～8顆（30g）、日本南瓜300g。
調味料	少許鹽跟胡椒粒。
推薦的配料	洋蔥、香菇、生菜包肉用的生菜。
可搭配的食材	低鹽白泡菜。
TIP	蒜香能完美中和口感容易過膩的鴨肉。

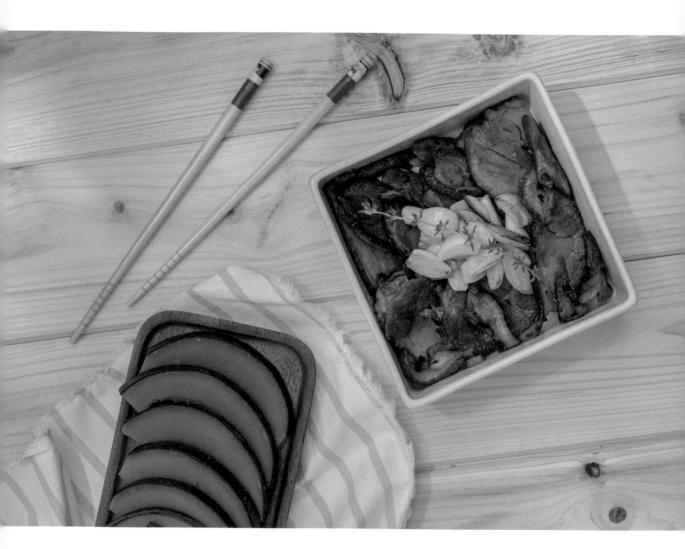

① 　**將南瓜蒸熟。**

　　最好是熟到可以用筷子刺穿的程度。想配飯的話，可用蒟蒻飯或蔬菜飯150g。

② 　**熱鍋煎烤鴨肉，待鴨肉開始出油時，連同蒜片一起拌炒。**

　　要是生鴨肉雞烤，請使用煙燻鴨肉。而使用生鴨肉的話，可以用鹽、胡椒粉稍微調味一下。

豆腐 │ 調味大醬拌飯

豆腐、大醬和奶油這三樣加在一起,便成了香噴噴的拌飯。適合大量做好存放起來,而且食材費也很便宜。這道料理我推薦給煩忙的上班族或是自炊的學生。

31%
碳水化合物

請注意
香菇特有的香氣與有嚼勁的口感,讓料理更上一層樓。

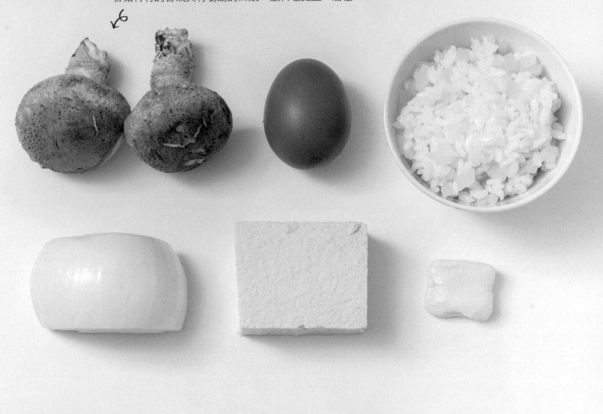

必備食材	奶油10g、豆腐100g、洋蔥50g、香菇50g、雞蛋1顆、蔬菜飯100g。
調味料	大醬1匙(12g)、芝麻油1／2匙。
推薦的配料	青陽辣椒、蒸的高麗菜(生菜包肉用)。
可搭配的食材	醃蒜頭、低鹽白泡菜。
建議搭配的飯類	蔬菜飯(可用香菇飯或是蒟蒻飯替換)。
TIP	要是覺得奶油有負擔,請用芝麻油1匙代替。

□ EASY
□ **MEDIUM**
□ HARD

15～20min

炒

冷藏保存　3～4天

457KCAL

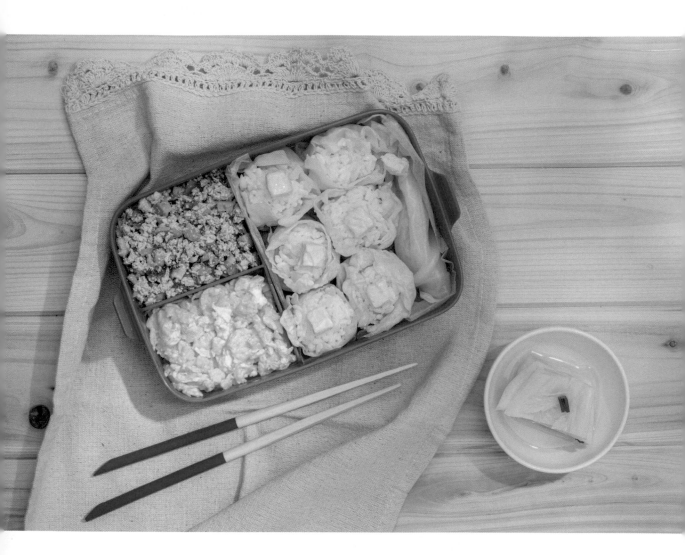

① 　將芝麻油倒入鍋中，加入碎洋蔥跟香菇一起拌炒。

② 　洋蔥焦化變色時，放入豆腐跟大醬，把它們弄碎炒熟。

③ 　炒到沒水分且像大醬那樣濃稠後關火。
　　大量製作大醬再冷藏保存的話，就能縮短之後的下廚時間。

④ 　加熱的蔬菜飯上面放上奶油，待融化後，再放上荷包蛋跟大醬。
　　可用香菇飯或蒟蒻飯替換。

豆腐 | 義式肉醬燒豆腐

為了減少碳水化合物，我使用義大利麵或千層麵常用的義式肉醬跟豆腐做這道菜。烤到外酥內嫩的豆腐與義式肉醬，這樣的搭配真的非常美味。

10%
碳水化合物

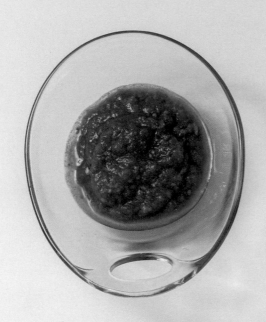

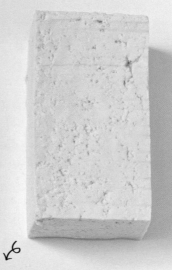

請注意
請購買適合煎烤的豆腐。

必備食材	豆腐200g、洋蔥50g、香菇50g、雞蛋1顆、蔬菜飯100g、義式肉醬4匙。
調味料	食用油2匙、少許鹽。
推薦的配料	洋蔥、香菇。
可搭配的食材	無糖醃漬物。
建議搭配的飯類	蒟蒻飯。

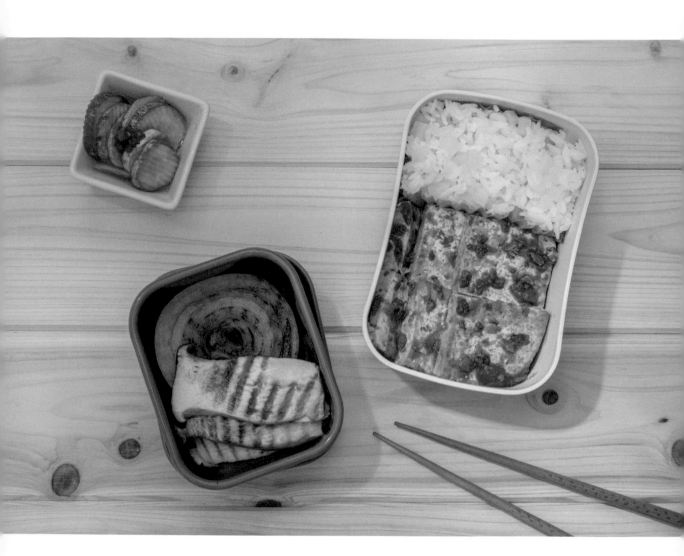

① 將食用油倒入鍋中一圈後，再將事先用鹽醃入味的豆腐切成易食用的大小，兩面煎熟。

② 豆腐表面整體變得焦黃時，倒入義式肉醬跟水1／2杯（90ml）燉煮。

③ 待汁液變多時，關火起鍋。

雞蛋 │ 雞蛋飯捲

我想大家都有看過以生酮飯捲著名的雞蛋飯捲食譜,本道食譜額外再放進培根,提升整體口味與份量,帶便當也很適合。

13%
碳水化合物

請注意
由於培根鹹味夠,所以最好不要在雞蛋或胡蘿蔔裡另外調味。

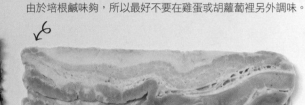

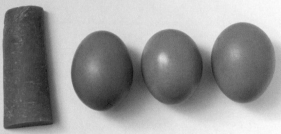

請注意
海苔的色澤是綠色的,代表新鮮;紫色的話,有可能是放很久了。

必備食材	培根60g、雞蛋3顆、胡蘿蔔70g、飯捲用海苔1片。
調味料	薑蔥油1匙、食用油1／2匙。
推薦的配料	芝麻菜。
可搭配的食材	芥末美乃滋、低鹽白泡菜。
TIP	在雞蛋飯捲中放進培根,這樣能夠品嚐到鹹香好滋味。

□ EASY
□ **MEDIUM**
□ HARD

25～30min

炒

冷藏保存　當天用完

456KCAL

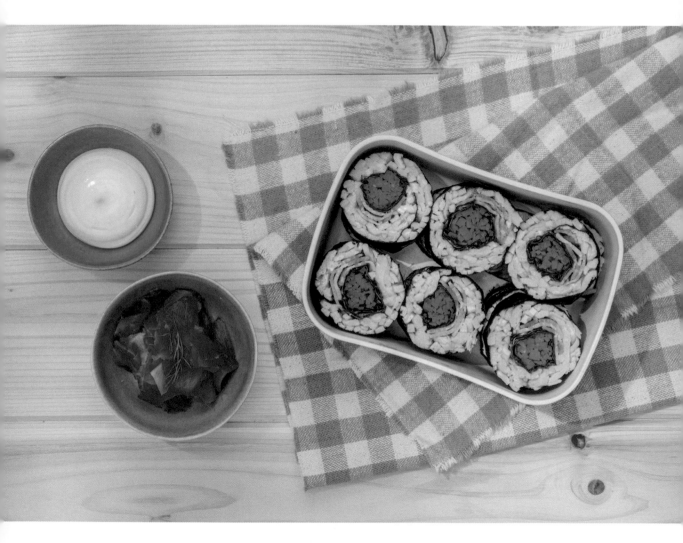

① 將胡蘿蔔切絲且把蛋打在容器裡，備好這兩樣食材。
　　也可依照喜好增加胡蘿蔔的量。

② 將培根放入熱鍋中無油煎烤。

③ 待培根全熟起鍋後，鍋中的油不要倒掉，直接炒紅蘿蔔。

④ 紅蘿蔔全炒熟後，再倒一圈食用油煎雞蛋。

⑤ 煎完蛋後先靜置一會，冷卻後再將蛋切成薄片。

⑥ 依序擺放海苔、雞蛋、胡蘿蔔和培根後，捲起來即可。

選擇晚餐

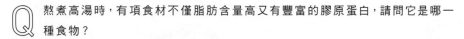

選擇第2週晚餐菜單之前，務必要知道的「常識小百科」！

Q 熬煮高湯時，有項食材不僅脂肪含量高又有豐富的膠原蛋白，請問它是哪一種食物？

- ① 豬皮
- ② 雞腿
- ③ 魚骨
- ❹ 雞腳
- ⑤ 牛尾

A 雞腳
答案是雞腳。雞肉所有的部位中，雞腳的脂肪含量高，所以它也是熬煮高湯時常使用的部位。雖然它富含膠原蛋白有助於美肌，但如不搭配富含維他命C的食物一起吃是不會有太大效果。因此想要看到膠原蛋白的效果，請搭配富含維他命C的生辣椒一起食用。

各種情況下的晚餐食譜應對

1. 我會跟家人一起用餐。
   ❶ 泡菜燉豬背骨　　② 麻婆豆腐蓋飯　　③ 辣炒雞腳　　④ 蒟蒻涼拌烏龍麵

2. 想吃辛辣又油膩的料理。
   ① 泡菜燉豬背骨　　② 麻婆豆腐蓋飯　　❸ 辣炒雞腳　　④ 蒟蒻涼拌烏龍麵

3. 愛吃麵類的人。
   ① 泡菜燉豬背骨　　② 麻婆豆腐蓋飯　　③ 辣炒雞腳　　❹ 蒟蒻涼拌烏龍麵

選項1. 全家一起享用的「家庭餐1」

泡菜燉豬背骨 p.104

主材料	豬背骨	營養成分	498kcal
所需時間	60～90分鐘		碳水化合物34g 脂肪27g
料理方式	燉煮		蛋白質28g 鈉480mg
預定食材費用	約NT$350		膳食纖維5.3g

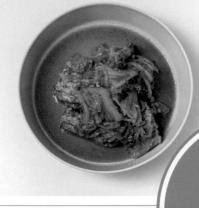

選項2. 全家一起享用的「家庭餐2」

麻婆豆腐蓋飯 p.106

主材料	豆腐	營養成分	467kcal
所需時間	25～30分鐘		碳水化合物32g 脂肪26g
料理方式	炒		蛋白質23g 鈉340mg
預定食材費用	約NT$50		膳食纖維5g

選出自己
想吃的
第2週晚餐

選項3. 想吃辛辣和重口味的可選擇「紓解壓力餐」

辣炒雞腳 p.108

主材料	雞腳	營養成分	419kcal
所需時間	20～25分鐘		碳水化合物20g 脂肪26g
料理方式	炒、汆燙		蛋白質27g 鈉75mg
預定食材費用	約NT$80		膳食纖維5g

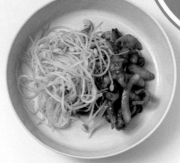

選項4. 要是想吃麵可選擇「麵食主義餐」

蒟蒻涼拌烏龍麵 p.110

主材料	蒟蒻	營養成分	474kcal
所需時間	30～40分鐘		碳水化合物36g 脂肪20g
料理方式	炒、熬煮		蛋白質35g 鈉609mg
預定食材費用	約NT$105		膳食纖維1.9g

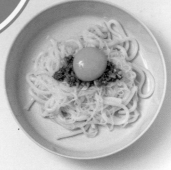

豬背骨 | 泡菜燉豬背骨

只要喜歡吃韓國料理的人，絕對無法抵抗這道菜的魅力，雖然下廚時間較長，但是我強力推薦給愛吃韓食的朋友。

27%
碳水化合物

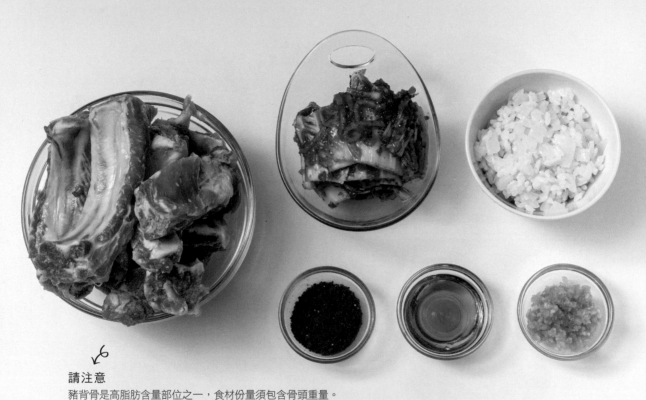

請注意
豬背骨是高脂肪含量部位之一，食材份量須包含骨頭重量。

必備食材	豬背骨250g、泡菜150g、蒟蒻飯100g。
醬料	蒜末1匙、辣椒粉1／2匙、芝麻油1／2匙、燒酒1／4杯（40g）。
推薦的配料	昆布鯷魚高湯（代替水）、白蘿蔔、生薑。
TIP	泡菜用水清洗一遍去除鹹味。

□ EASY
□ MEDIUM
□ HARD

60～90min

燉煮

冷藏保存　3～4天

498KCAL

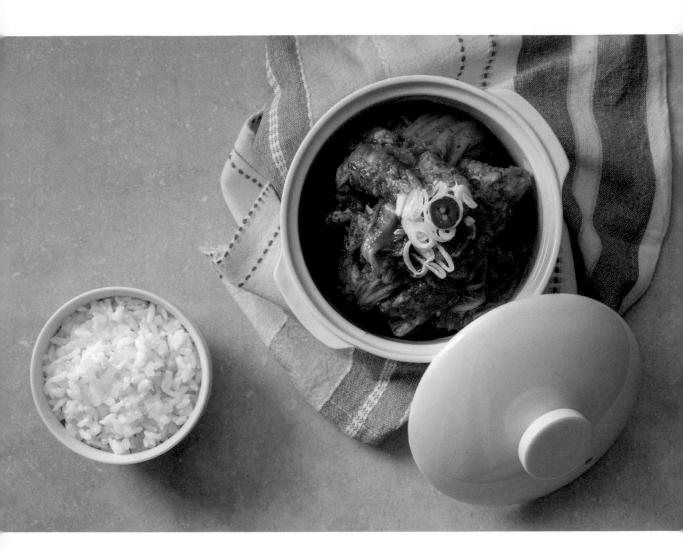

① 　滾水中倒入燒酒、放進豬背骨，燉煮15分鐘後把水倒掉。

② 　將水1.5L倒入鍋中，再加入泡菜、豬背骨、蒜末、胡椒粉後，將它們煮滾。
　先把泡菜用水清洗一遍，要是該餐吃的飯量少的話，會覺得豬背骨太鹹難以食用。燉了20分鐘以上肉如果還是太韌，可再倒點水用小火燉煮一下。

③ 　待肉熟透後關火，再倒一圈芝麻油即可起鍋。

豆腐 | 麻婆豆腐蓋飯

這道菜是由豬肉、豆腐以及辣油這三樣組合而成的,想吃又辣又油的料理時,我推薦這一道。

27%
碳水化合物

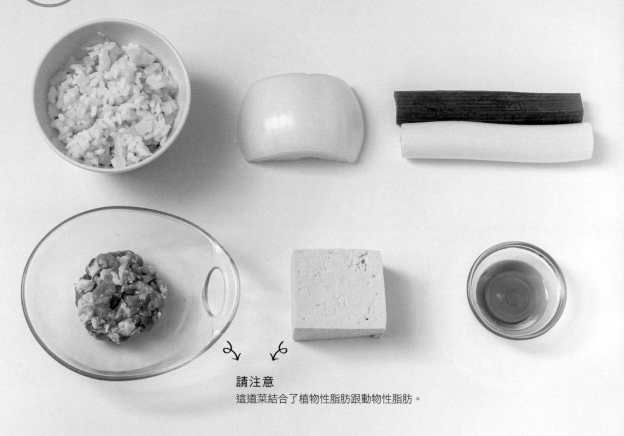

請注意
這道菜結合了植物性脂肪跟動物性脂肪。

必備食材	豆腐100g、碎豬肉50g、大蔥半條、洋蔥100g、蔬菜飯100g。
調味料	辣油2匙、少許鹽跟胡椒粉。
推薦的配料	蒜末、辣椒粉。
TIP	可以一邊享受辛辣料理、一邊減肥。

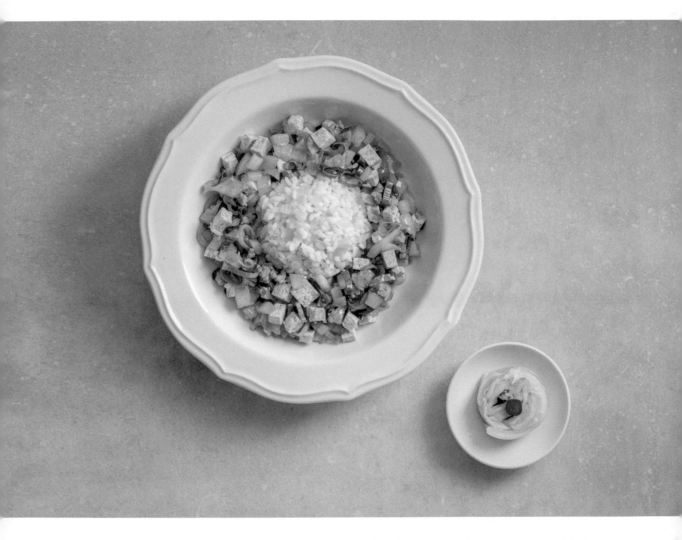

① 將辣油在熱鍋中倒一圈，再把用鹽、胡椒粉醃入味的碎豬肉倒入鍋中炒。
　　沒有自製辣油的話可以使用市售產品。

② 待豬肉全熟後，放進豆腐塊一起拌炒。

③ 炒至豆腐塊表面焦香時，加入洋蔥末跟蔥末一起拌炒。
　　可用細香蔥或韭菜代替大蔥。

④ 最後將蔬菜飯倒在上面即可。
　　可用蒟蒻飯或香菇飯替換。

雞腳 | 辣炒雞腳

它是不減肥的爸爸或老公愛吃的一道菜,也可以將它變成餐桌的日常佳餚。

19%
碳水化合物

請注意
雞腳是整隻雞中脂肪最多的部位其一。

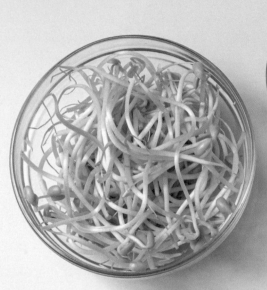

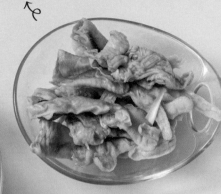

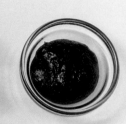

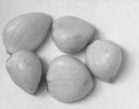

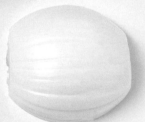

必備食材	無骨雞腳100g、洋蔥半顆(150g)、大蒜6~8顆(30g)、豆芽菜100g。
調味料	蕃茄辣椒醬1匙、食用油1匙。
推薦的配料	青辣椒。
TIP	嚼勁十足的雞腳和減少辣味的豆芽菜,兩種食材搭配在一起就是美味的低碳料理。

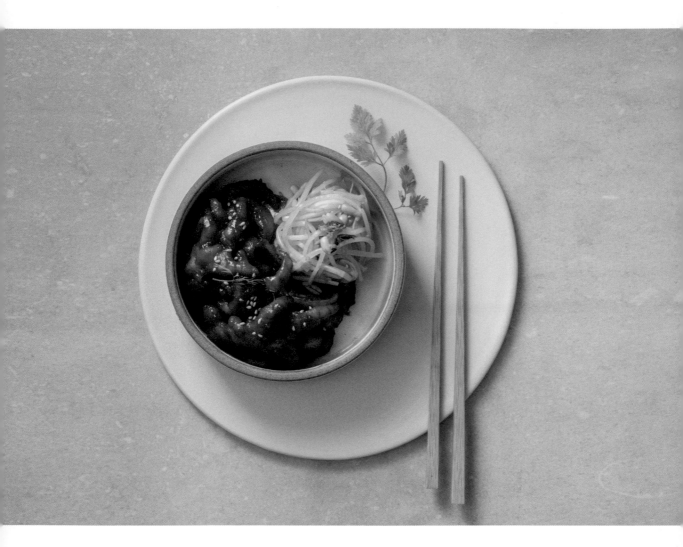

① 雞腳用滾水汆燙30秒。
這是去除腥味的必要步驟。

② 在平底鍋裡倒入沙拉油，放入蒜頭爆香。

③ 將蒜頭炒至褐色，放入雞腳、蕃茄辣椒醬和洋蔥一起拌炒。

④ 在滾水中放入1／2匙的鹽，將豆芽菜放入汆燙約30秒至1分鐘後撈起。

⑤ 雞腳可搭配豆芽菜一起食用。

蒟蒻 | 蒟蒻涼拌烏龍麵

在日料店中,是熱門餐點的涼拌烏龍麵也可在家試做看看。這個食譜是直接從經營居酒屋的主廚獲得的,簡單好上手。

30%
碳水化合物

請注意
請購買蒟蒻粉含量達99%
以上的蒟蒻麵300g(扣除填充水後的重量)。

必備食材	蒟蒻麵200g、烏龍麵100g、雞蛋1顆。
醬料	花生醬肉燥1杯。
調味料	醋2匙。
推薦的配料	珠蔥或大蔥(灑在完成的涼拌烏龍麵上)。
可搭配的食材	醋醃蒜頭。
TIP	蒟蒻麵也可以吃很飽喔。

□ EASY
□ MEDIUM
□ HARD

30～40min

炒、煮

冷藏保存　1～2天

474KCAL

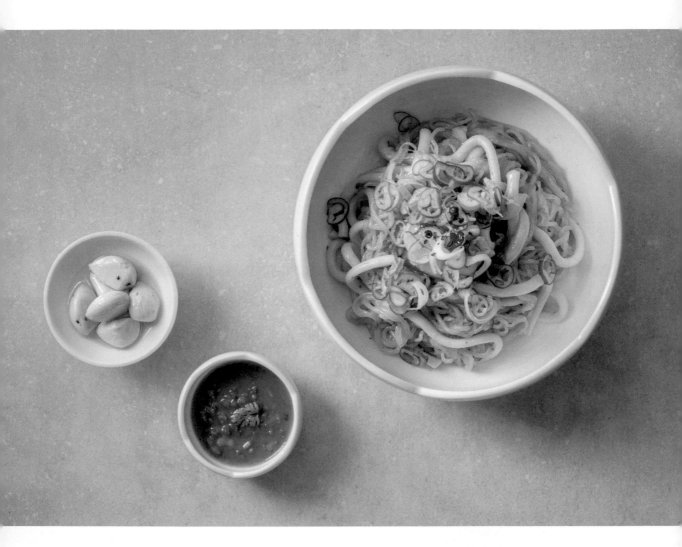

① 請先將蒟蒻麵浸在醋裡10分鐘，去除蒟蒻特有的味道。

② 水滾後將蒟蒻麵和烏龍麵放入鍋中，煮2～3分鐘後撈起。

③ 雞蛋可選擇水煮或煎成荷包蛋，如果是想要跟麵拌著吃，也可以使用生蛋黃。

④ 將麵裝在碗裡，放上花生醬肉燥和雞蛋，就可以開吃囉。

第3週

適應低卡路里的低碳高脂

一天攝取	**1,000kcal**
減重目標	**-1.5kg**
核心目標	再適應強度更高的低碳高脂。

Check List

1. 執行第2週的菜單會感到困難嗎　○ 很難　　　　　○ 還可以　　　　　○ 完全不會
2. 你有在運動嗎　　　　　　　　　○ 每週3次以上　○ 每週1～2次　　○ 完全沒有
3. 有好好執行第2週菜單　　　　　　○ 每週3次以上　○ 每週1～2次　　○ 完全按照菜單執行

1　如果對1200kcal菜單感到適應困難，我會建議再執行一次第1週或是第2週的菜單。特別是經常出現頭暈症狀的人，千萬別直接進行1000kcl菜單，帶著輕鬆的心情再次執行第1、2週的菜單爲佳。事實上，體重過重的人，只要持續執行1200kcal菜單也會瘦，不需因爲無法按照日程而感到挫折，更不需要著急，因爲1200kcal的菜單已經是充分低卡的菜單。如果執行第1、2週菜單沒有困難的朋友，也可以一鼓作氣進入第3週的菜單，不過，千萬要記得時時注意自己的身體狀況，不要太累或太疲憊。

2　如果有搭配運動，減肥效果會更加顯著。但如果是平時不運動的人，突然開始運動，會使肌肉的微細血管受傷（此爲自然現象），因此，肌肉會聚積水分，同時體重也會小幅度的增加，可能會感受到體重與努力成反比。不是因爲肌肉長了1～2公斤，更不是體脂肪增加。只需視爲一時水分增加的現象就可以了，只要持續運動，過段時間數字就會產生變化。根據我的經驗，要消除這個問題，從最少一星期，最長3個月的人都有，由於偏差值過大，只需帶著輕鬆的心情等待即可。

3　這是針對就算無法完美地遵照菜單，但能好好按照1200kcal水平的菜單去執行的調查回答。萬一公司聚餐或聚會，因較難適度控制飲食等原因，而無法遵守每週執行菜單3次以上，搞不好現在會有「這樣乾脆不要做好了，我做不到。」想放棄的念頭，但是減肥之路上最重要的就是要有顆不放棄的心！放棄一整個星期，與一週放棄一、兩天低卡路里菜單，肯定會有明顯的差異。積沙成塔的努力，一定會讓你的身體產生變化的。

制訂我的第3週菜單

這週也是一樣,每週會包含一餐的自由餐。不要受到食譜的限制,選擇出碳水低的菜單後,好好享用直到擁有「好心情」的飽足感。在食用自由餐時,請參照P.28的推薦菜單和務必要避開的食物。

☞ 本週專家的推薦菜單

到了第3週有人會感到很疲憊,所以早餐菜單是以無需料理的簡易餐所構成,週末早餐也是設計較容易準備的杏仁牛奶奶昔。即便有點麻煩,喜歡沙拉的話也可換成瑞可塔起司沙拉。平日午餐也設計了便於帶便當的菜單,晚餐菜單中的香草大蒜烤鯖魚,富含不飽和脂肪,雖然強力推薦,但顧慮到有些人不喜歡在家中烤魚,於是將這道食譜排除了。但如果是喜歡烤魚的人,可以加到晚餐菜單裡食用,一週吃3～4次也很不錯喔。

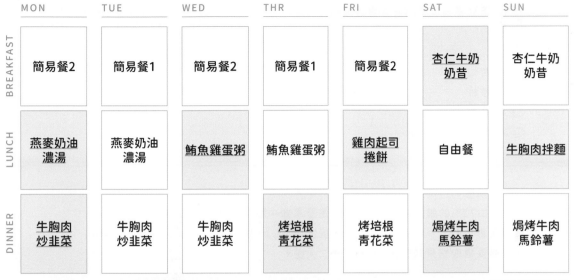

	MON	TUE	WED	THR	FRI	SAT	SUN
BREAKFAST	簡易餐2	簡易餐1	簡易餐2	簡易餐1	簡易餐2	杏仁牛奶奶昔	杏仁牛奶奶昔
LUNCH	燕麥奶油濃湯	燕麥奶油濃湯	鮪魚雞蛋粥	鮪魚雞蛋粥	雞肉起司捲餅	自由餐	牛胸肉拌麵
DINNER	牛胸肉炒韭菜	牛胸肉炒韭菜	牛胸肉炒韭菜	烤培根青花菜	烤培根青花菜	焗烤牛肉馬鈴薯	焗烤牛肉馬鈴薯

////////是需要當天下廚的料理

☞ 遵照推薦菜單當週準備事項

SUN	製作7～8份低碳米飯冷凍保存	
MON	製作2份燕麥奶油濃湯	製作3份牛胸肉炒韭菜
TUE	不需要料理的日子!	
WED	製作2份鮪魚雞蛋粥	
THR	製作2份烤培根青花菜	
FRI	製作雞肉起司捲餅	
SAT	製作2份杏仁牛奶奶昔	製作2份焗烤牛肉馬鈴薯
SUN	製作牛胸肉拌麵	

選擇早餐

選擇第3週早餐菜單之前，務必要知道的「常識小百科」！

 下列哪一項是脂肪含量最高的？

① 杏仁
② 核桃
③ 花生
④ 開心果
⑤ 腰果

 核桃

由72％的脂肪所構成的核桃，是堅果類中脂肪含量最高的。核桃居為第一，接著是杏仁（50％）、腰果（48％）、花生（42％）、開心果（24％）。高脂肪菜單中如果有要攝取堅果類的話，核桃是不二人選。

各種狀況的早餐應對食譜

1. 吃早餐的時間不多。
① 瑞可塔起司蕃茄沙拉　② 杏仁牛奶奶昔　③ 簡易餐1　④ 簡易餐2

2. 會和小朋友或是大人一起吃。
① 瑞可塔起司蕃茄沙拉　② 杏仁牛奶奶昔　③ 簡易餐1　④ 簡易餐2

3. 喜歡新鮮的料理。
① 瑞可塔起司蕃茄沙拉　② 杏仁牛奶奶昔　③ 簡易餐1　④ 簡易餐2

選項1. 喜愛新鮮菜單的「FRESH餐」

瑞可塔起司蕃茄沙拉 p. 116

主材料	瑞可塔起司	營養成分	198kcal
所需時間	10～15分鐘		碳水化合物2g
料理方式	切		脂肪14g
			蛋白質7g
預定食材費用	約NT$80		鈉230mg
			膳食纖維2.6g

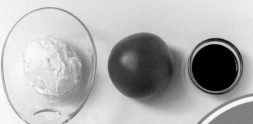

選項2. 小朋友口味的「兒童餐」

杏仁牛奶奶昔 p. 117

主材料	杏仁	營養成分	223kcal
所需時間	5分鐘以內		碳水化合物12g
料理方式	研磨		脂肪15g
			蛋白質10g
預定食材費用	約NT$50		鈉73mg
			膳食纖維2.3g

選出自己
想吃的
第3週早餐

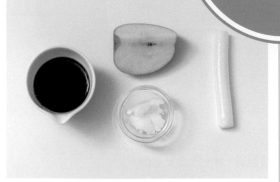

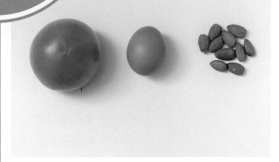

選項3. 早上總是匆匆忙忙的「簡易餐1」

防彈咖啡與起司 p. 117

主材料	蘋果	營養成分	203kcal
所需時間	10分鐘以內		碳水化合物11g
料理方式	煮咖啡		脂肪15g
			蛋白質9g
預定食材費用	約NT$50		鈉100mg
			膳食纖維2.3g

選項4. 早上總是匆匆忙忙的「簡易餐2」

雞蛋配堅果 p. 117

主材料	雞蛋	營養成分	214kcal
所需時間	10分鐘以內		碳水化合物9g
料理方式	水煮		脂肪14g
			蛋白質13g
預定食材費用	約NT$50		鈉71mg
			膳食纖維6.8g

瑞可塔起司蕃茄沙拉

起司蕃茄沙拉一般是用莫札瑞拉起司，不過替換成瑞可塔起司也是一種不錯的方法。細緻的口感很適合搭配酸甜的番茄。

材料
瑞可塔起司80 g
蕃茄1顆（150g）

醬料
巴薩米克醋1匙

TIP
比用莫札瑞拉起司的口
感來得更加柔軟。

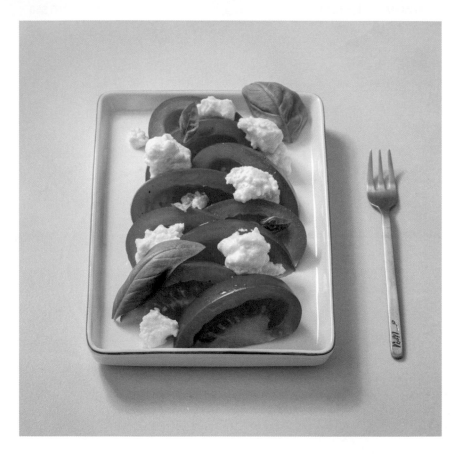

① 　　蕃茄切成好入口的大小。
② 　　在蕃茄上面放上瑞可塔起司，淋上巴薩米克醋。
　　　　也可換成和風油醋醬。

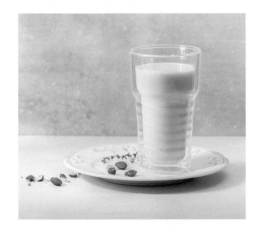

杏仁牛奶奶昔

這是一款男女老少都喜愛的濃醇香奶昔,簡單又好喝,只要喝過一次,就忘不了它的美味。

材料 杏仁8顆(16g)、牛奶200 ml。
沒在執行低碳菜單的家人們,可以幫他們加1匙蜂蜜。

① 所有材料放入果汁機中攪打。

  牛奶換成無糖豆漿也很不錯

NOTE 不可使用以鹽或糖調味過的杏仁,會降低風味和營養價值。

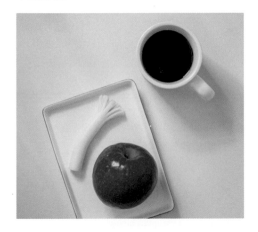

簡易餐1. 防彈咖啡與起司

用椰子油做成的防彈咖啡有獨特清香,搭配可撕成一絲絲食用的起司條,以及香甜脆口的蘋果,可以快速解決早餐,很推薦早晨忙碌的各位。

材料 濃縮咖啡1份、椰子油1匙、起司條1根(20g)、蘋果1／3顆(80g)。

① 濃縮咖啡和椰子油均勻攪拌後,加入熱水。

  濃縮咖啡和椰子油可以用咖啡粉1匙、奶油10g來替換。

② 起司條和蘋果一起搭配享用。

  蘋果也可以換成1顆奇異果、香蕉半根或是1顆橘子。

NOTE 椰子油在低溫會凝固,因此防彈咖啡無法喝冷的。

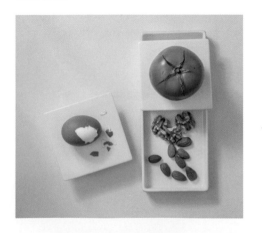

簡易餐2. 雞蛋配堅果

這道是第3週早餐菜單中準備最容易、也最方便攜帶的。雞蛋是全營養食物,裡面有蛋白質以及適當的脂肪,和堅果及番茄一起吃,就是一頓均衡的低碳高脂餐。

材料 雞蛋1顆、堅果類20g(核桃3顆或是杏仁10顆)、番茄1顆(150g)。

① 水煮蛋備用。

  也可以使用燻製雞蛋或是烤雞蛋。如果想吃荷包蛋,請使用10g的沙拉油和10g的堅果。

② 請和堅果、蕃茄一同食用。

  也可以用小黃瓜代替蕃茄。

第3週低碳高脂

選擇中餐

選擇第3週中餐菜單之前，務必要知道的「常識小百科」！

 下列哪一項是脂肪含量最高、碳水量最低的？

① 糙米
② 全麥
③ 燕麥
④ 大麥
⑤ 高粱

 燕麥
答案是燕麥。大部分的穀類碳水含量約70～80％，燕麥約65％，脂肪和蛋白質分別佔了8％及13％。此外，膳食纖維的比例是18％，有助於腸胃蠕動。

各種狀況的中餐食譜應對

1. 想吃韓食的人
① 鮪魚雞蛋粥　　　② 燕麥奶油濃湯　　　③ 雞肉起司捲餅　　　④ 牛胸肉拌麵

2. 沒什麼精神。
① 鮪魚雞蛋粥　　　② 燕麥奶油濃湯　　　③ 雞肉起司捲餅　　　④ 牛胸肉拌麵

3. 適合帶便當的菜單。
① 鮪魚雞蛋粥　　　② 燕麥奶油濃湯　　　③ 雞肉起司捲餅　　　④ 牛胸肉拌麵

選項1. 我就喜歡韓式料理的「韓食餐」！

鮪魚雞蛋粥 p.120

主材料	鮪魚	營養成分	410kcal
所需時間	10～15分鐘		碳水化合物21g
料理方式	煮		脂肪24g
			蛋白質25g
預定食材費用	約NT$50		鈉560mg
			膳食纖維1

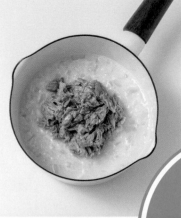

選項2. 精神不佳時要吃的「精力餐」

燕麥奶油濃湯 p.122

主材料	燕麥片	營養成分	397kcal
所需時間	10～15分鐘		碳水化合物38g
料理方式	煮		脂肪22g
			蛋白質12g
預定食材費用	約NT$50		鈉80mg
			膳食纖維7.5g

選出自己
想吃的
第3週中餐

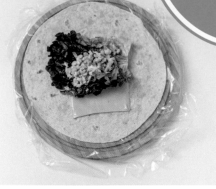

選項3. 適合帶便當的「輕巧餐」

雞肉起司捲餅 p.124

主材料	雞腿肉	營養成分	396kcal
所需時間	10分鐘以內		碳水化合物22g
料理方式	炒		脂肪25g
			蛋白質19g
預定食材費用	約NT$50		鈉500mg
			膳食纖維2.4g

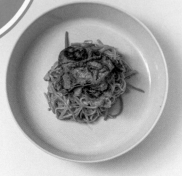

選項4. 用韓食補充體力的「飽足餐」

牛胸肉拌麵 p.126

主材料	牛胸肉	營養成分	405kcal
所需時間	20～30分鐘		碳水化合物29g
料理方式	汆燙		脂肪23g
			蛋白質21g
預定食材費用	約NT$105		鈉550mg
			膳食纖維7.7g

鮪魚 | 鮪魚雞蛋粥

很推薦在想暖暖胃又能吃飽一點時享用的菜單。希望一週中一定要攝取一至兩天含有魚的料理。

20%
碳水化合物

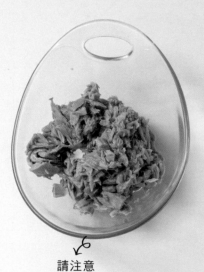

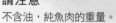

請注意
不含油，純魚肉的重量。

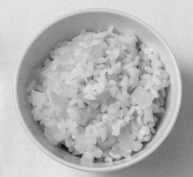

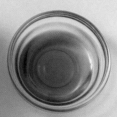

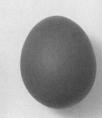

必備食材	鮪魚90g、雞蛋1顆、蔬菜飯80g。
調味料	香油1匙。
可搭配的食材	大蔥、韭菜、珠蔥。
建議搭配的飯類	低鹽白泡菜。
TIP	不添加刺激的調味料或辛香料，可讓胃比較舒服。

□ EASY
□ MEDIUM
□ HARD

10～15min

煮

冷藏保存　3～4天

410KCAL

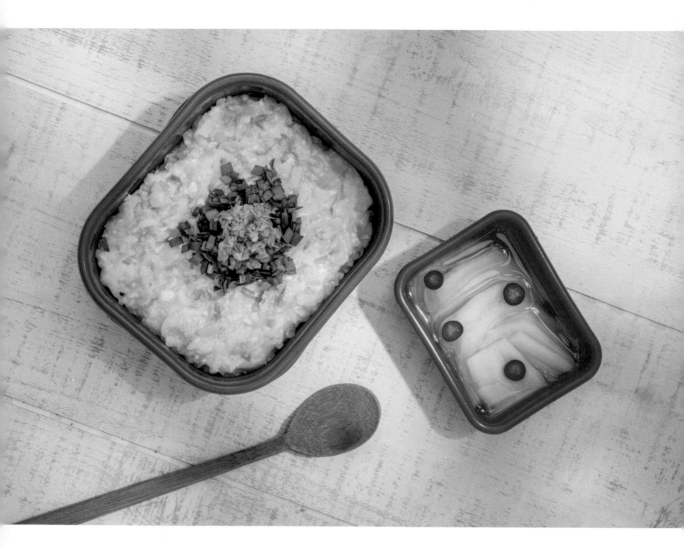

① 水3杯和蔬菜飯一起煮開。

② 煮成粥時，再打一顆雞蛋下去攪拌。

③ 待雞蛋熟了關火，再加入鮪魚和香油攪拌均勻。
鮪魚煮太久會變得乾柴，口感不好。

燕麥 | 燕麥奶油濃湯

燕麥裡頭的膳食纖維和水一起煮,會變得黏稠。這種特性有助於製作濃稠的奶油湯。

38%
碳水化合物

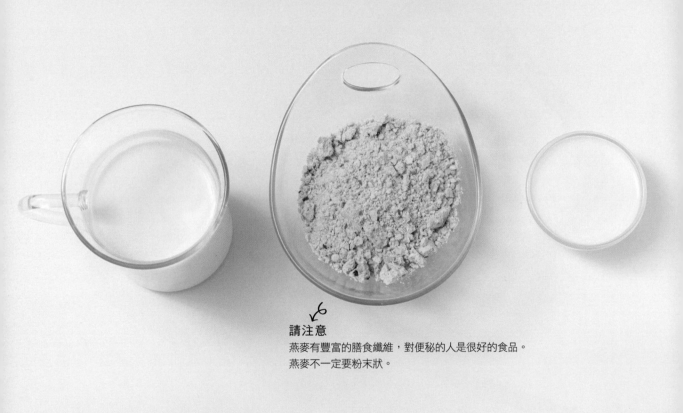

請注意
燕麥有豐富的膳食纖維,對便秘的人是很好的食品。
燕麥不一定要粉末狀。

必備食材	燕麥片 (燕麥) 40g、牛奶200ml、鮮奶油3匙 (30g)。
推薦的配料	蘑菇、鹽。
TIP	請購買無糖鮮奶油。

□ EASY
□ MEDIUM
□ HARD

10〜15min

煮

冷藏保存　2〜3天
冷凍保存　2週

397KCAL

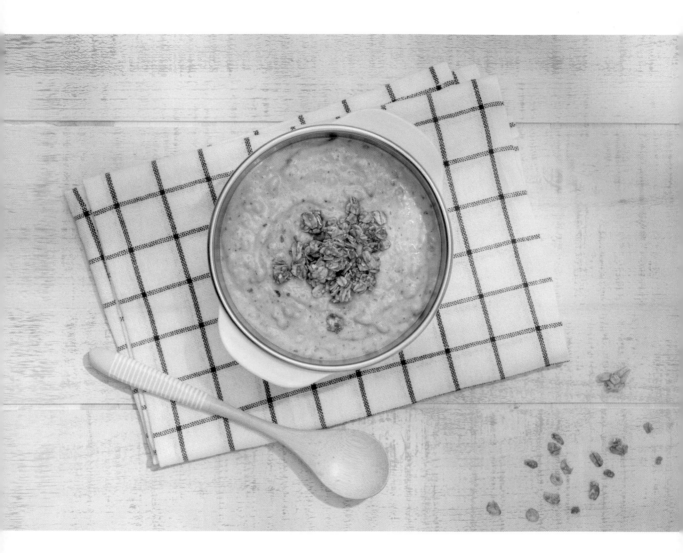

① 燕麥與1／2杯的水用小火一同熬煮。

② 燕麥膨脹後，加入鮮奶油和牛奶，用小火持續煮至濃稠狀。
不要用大火，避免底部燒焦。鮮奶油可用15g的奶油替代。

③ 濃稠度差不多時，就可關火享用。

雞腿肉 | 雞肉起司捲餅

雞肉和起司的組合怎麼料理都很對味。在軟Q的墨西哥捲餅皮上放入
雞肉與起司,就算沒在減肥也是會令人食指大動。

22%
碳水化合物

請注意
雞腿肉的脂肪比其他部位來得豐富,
所以如果要替換成雞胸肉或是里肌肉時,請多加1/2匙的奶油。

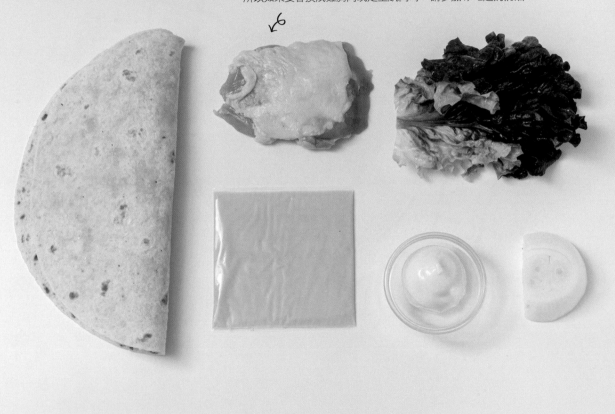

必備食材	墨西哥捲餅皮1張、雞腿肉50g、起司片1片、生菜2～3片、洋蔥末1～2匙。
調味料	橄欖油1匙、鹽少許、胡椒少許、美乃滋1匙。
推薦的配料	卡宴辣椒粉(紅辣椒粉)、蘑菇、墨西哥辣椒、酸奶油。
可搭配的食材	無糖酸黃瓜。
TIP	也可額外添加蘑菇或墨西哥辣椒,依照平時喜好享受並瘦身吧。

□ EASY
□ **MEDIUM**
□ HARD

20～30min

炒

冷藏保存　1～2天

396KCAL

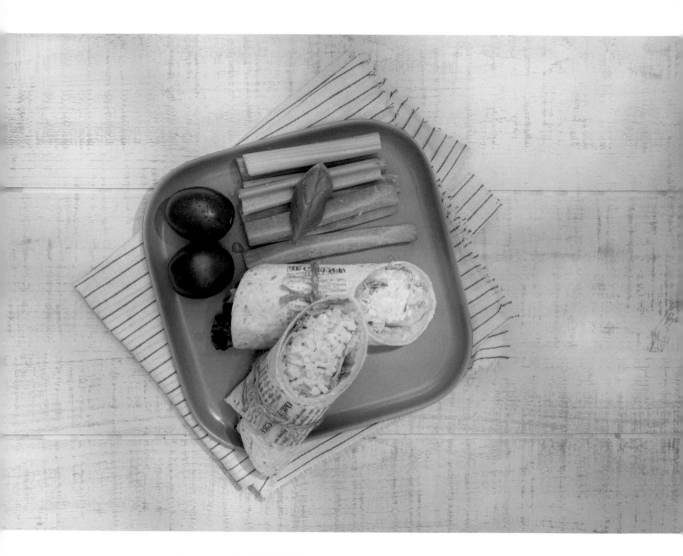

① 　雞肉切丁備用。

② 　雞肉用鹽、橄欖油1／2匙及胡椒粉調味一下。

③ 　平底鍋裡倒入橄欖油1／2匙，將雞腿肉與洋蔥一起拌炒。

④ 　稍稍冷卻後與美乃滋混合均勻。
　　　到這完成好的內餡可以冷藏保存3～4天，可以的話請先做3～4份保存起來。

⑤ 　在砧板鋪上一層保鮮膜，依序放上墨西哥捲餅皮、起司、生菜、洋蔥及炒過的
　　雞腿肉。

⑥ 　用保鮮膜像飯捲一樣捲起來即完成。
　　　使用保鮮膜在捲的時候不必擔心破掉，捲好後也可直接放入冷藏保存。

牛胸肉 | 牛胸肉拌麵

富含脂肪的牛胸肉切成薄片,與麵條一起吃超美味。為了降低碳水量,大幅減少麵的份量,用滿滿的金針菇來替代。

29%
碳水化合物

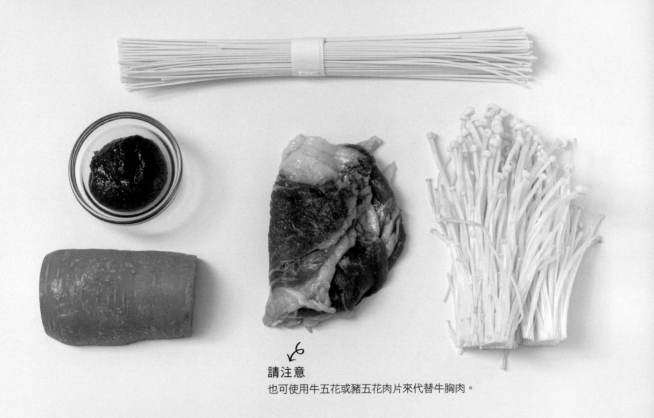

↙✁
請注意
也可使用牛五花或豬五花肉片來代替牛胸肉。

必備食材	牛胸肉100g、金針菇100g、紅蘿蔔100g、麵條200g。
調味料	蕃茄辣椒醬1匙、香油1／2匙、鹽1／2匙。
推薦添加的配料	洋蔥、珠蔥。
可搭配食材	低鹽白泡菜、醋醃蒜頭。
TIP	用蔬菜和金針菇取代麵條,可減少碳水攝取量,還能增添維生素。

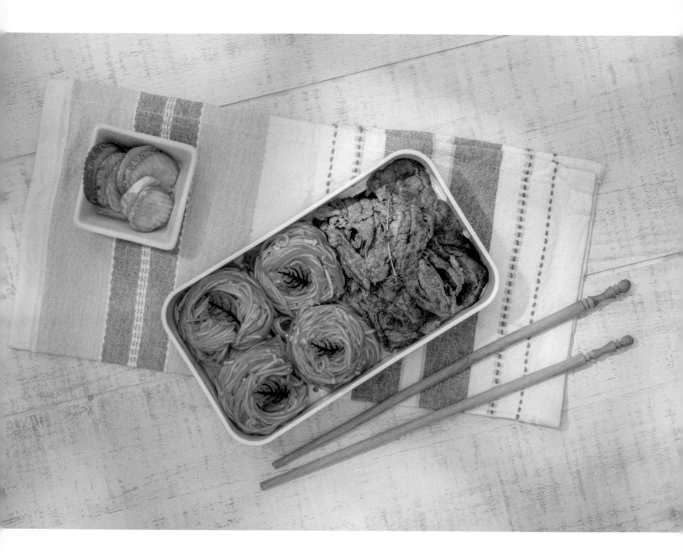

① 　在滾水中加入鹽巴，放入麵條及紅蘿蔔絲煮熟。

② 　麵條快熟時，加入金針菇，約煮1分鐘左右關火，將水瀝乾。

③ 　牛胸肉稍微調味後，放入平底鍋煎。
　　　煎出的油脂請丟棄。

④ 　在煮熟的麵和蔬菜裡，倒入辣椒醬與香油拌勻。

⑤ 　最後放上牛胸肉，完成。

第3週低碳高脂

選擇晚餐

選擇第3週晚餐菜單之前，務必要知道的「常識小百科」！

Q 鯖魚、鰻魚富含豐富的油脂以及下列哪種維生素，能使骨骼健壯、並能防止失眠及抗憂鬱？

1. 維他命A
2. 維他命C
3. 維他命K
4. 維他命U
5. 維他命D

A 維他命D
人體照射陽光後會在皮膚進行合成，但是現代人主要的生活型態都在室內，鮮少接觸紫外線，因此維他命D相當不足。根據國民營養調查結果顯示，國人維生素D攝取狀況及體內維生素D的濃度都偏低，除了適當日曬，也可以補充含有維生素D的食物。有6成的國人缺乏維他命D，必須要靠飲食攝取。最具代表性的維他命D供給源是油脂豐富的魚類。就算覺得烤魚有些麻煩而且會有味道，但請務必試著料理一次吃吃看。

各種狀況的晚餐應對食譜

1. 喜歡大量烹煮保存，就可以吃很久的料理。
   ① 牛胸肉炒韭菜　　② 香草大蒜烤鯖魚　③ 烤培根青花菜　④ 焗烤牛肉馬鈴薯

2. 便秘時，需要膳食纖維。
   ① 牛胸肉炒韭菜　　② 香草大蒜烤鯖魚　③ 烤培根青花菜　④ 焗烤牛肉馬鈴薯

3. 血脂肪異常。
   ① 牛胸肉炒韭菜　　② 香草大蒜烤鯖魚　③ 烤培根青花菜　④ 焗烤牛肉馬鈴薯

選項1. 只要料理一次，省事省力的「便利餐」

牛胸肉炒韭菜 p.130

主材料	牛胸肉	營養成分	416kcal
所需時間	10～15分鐘		碳水化合物36g
料理方式	炒		脂肪20g
			蛋白質23g
預定食材費用	約NT$130		鈉520mg
			膳食纖維2.3g

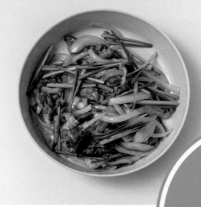

選項2. 使血管有彈性的「保養餐」

香草大蒜烤鯖魚 p.132

主材料	鯖魚	營養成分	416kcal
所需時間	20～25分鐘		碳水化合物25g
料理方式	烤		脂肪22g
			蛋白質27g
預定食材費用	約NT$80		鈉89mg
			膳食纖維2.3g

選出自己
想吃的
第3週晚餐

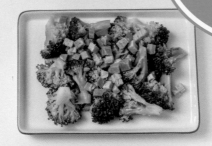

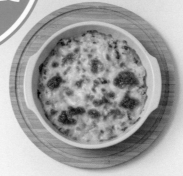

選項3. 明天肚子就變輕盈的「膳食纖維餐」

烤培根青花菜 p.134

主材料	培根	營養成分	423kcal
所需時間	30～40分鐘		碳水化合物22g
料理方式	汆燙、烤箱		脂肪26g
			蛋白質25g
預定食材費用	約NT$105		鈉900mg
			膳食纖維9g

選項4. 大量煮起來，餐餐免擔心的「儲存餐」

焗烤牛肉馬鈴薯 p.136

主材料	牛肉	營養成分	397kcal
所需時間	40～50分鐘		碳水化合物17g
料理方式	炒、汆燙、烤箱		脂肪23g
			蛋白質30g
預定食材費用	約NT$105		鈉590mg
			膳食纖維2.5g

牛胸肉 | 牛胸肉炒韭菜

牛胸肉是牛肉中脂肪最多的部位,是低碳高脂菜單的好材料。加入韭菜,更能無負擔地享用!

34%
碳水化合物

請注意
韭菜含有豐富的維他命B1,有助於恢復疲勞。

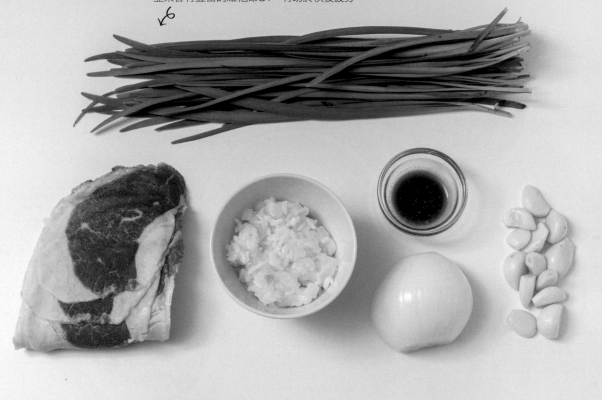

必備食材	牛胸肉100g、韭菜100g、洋蔥100g、蒜頭6~8顆(30g)、蒟蒻飯100g。
調味料	芥末醬油1匙
推薦的配料	青陽辣椒、胡椒粉。
TIP	加了芥末的醬油,搭配胡椒粉或青陽辣椒食用,不易膩口,更能大快朵頤。

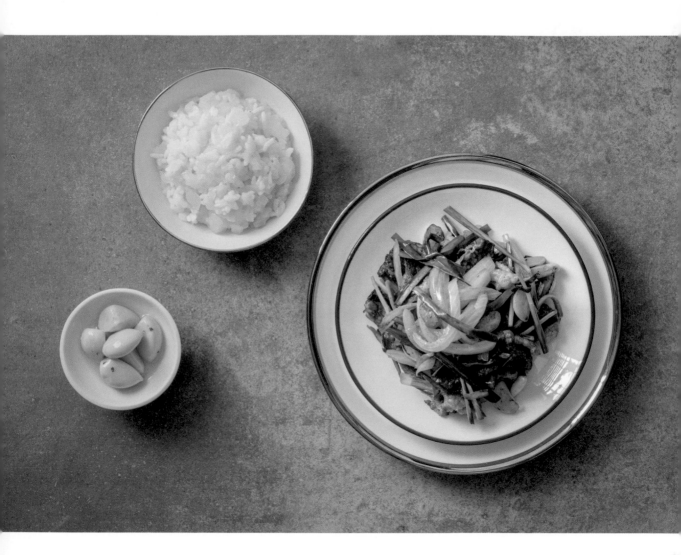

① 蒜頭切片、洋蔥切絲、韭菜切段（約手指長度）備用。

② 用平底鍋將蒜頭和牛胸肉炒熟。

③ 牛胸肉完全熟了之後，加入洋蔥和韭菜拌炒。

④ 關火後淋上芥末醬油，即可盛盤。
也可以用少許的鹽來代替醬料。

⑤ 搭配蒟蒻飯100g。
蔬菜飯或蕈菇飯也很不錯。

鯖魚 | 香草大蒜烤鯖魚

烤鯖魚富含不飽和脂肪酸,用大蒜及香草醃漬過後風味更佳。這對在執行低碳高脂菜單的人是一道很棒的料理,雖然有點麻煩,但也請嘗試一次看看。

24%
碳水化合物

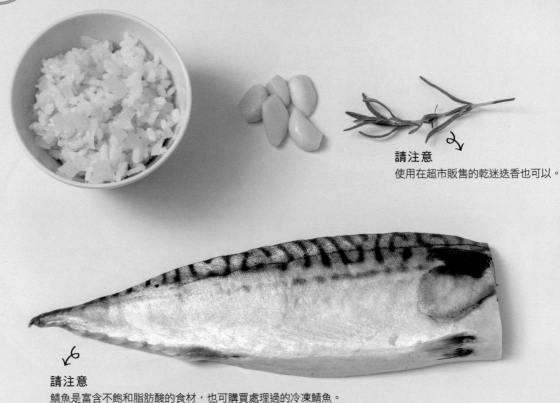

請注意
使用在超市販售的乾迷迭香也可以。

請注意
鯖魚是富含不飽和脂肪酸的食材,也可購買處理過的冷凍鯖魚。

必備食材	鯖魚150g (扣除魚骨)、迷迭香1株 (手指長)、蔬菜飯100g、蒜頭5顆 (20g)。
調味料	橄欖油2匙。
推薦的配料	芥末、檸檬汁。
可搭配的食材	低鹽醬菜。
TIP	用蒜頭和迷迭香取代鹽巴,能使鯖魚更添風味也更健康。

□ EASY
■ MEDIUM
□ HARD

20~25min

煎

冷藏保存
當日食用完畢

416KCAL

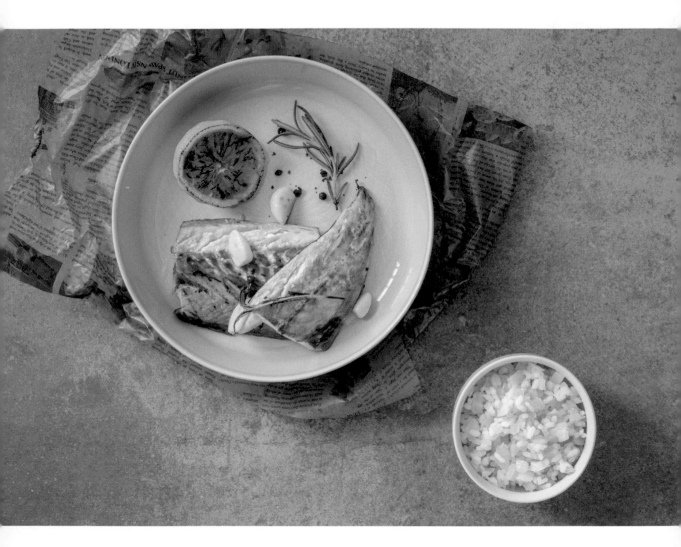

① 平底鍋裡抹上橄欖油,轉小火後將蒜頭和迷迭香倒入一同拌炒。
　　也可用一般沙拉油。

② 蒜頭炒至開始變為褐色時,鯖魚魚肉面朝下,放置鍋上煎。
　　不能先讓魚皮熟,如果魚皮太快收縮,魚肉就會捲起來,到時換面煎就會很辛苦。

③ 魚肉充分熟透之後翻面,並將迷迭香取出。
　　如果蒜頭熟透了,也請一起取出。

④ 魚皮全熟之後,盛裝到盤子裡與蔬菜飯一起享用。

培根 | 烤培根青花菜

這是一道富含鈣和膳食纖維的青花菜培根料理。青花椰菜沾附著培根的煙燻香，就算是不愛青花菜的人也能吃得津津有味。

21%
碳水化合物

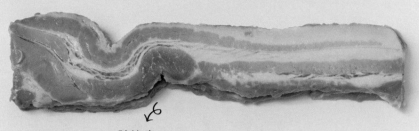

請注意
建議使用低鹽培根。

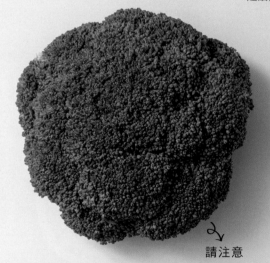

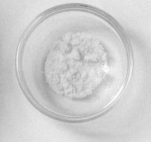

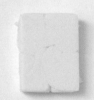

請注意
請挑選顏色青綠的購買。

必備食材	培根70g、青花菜350g、奶油10g、帕瑪森起司粉20g。
調味料	少許的鹽和胡椒。
可搭配的食材	無糖酸黃瓜。
TIP	只要加入培根，不管如何料理都是成功之作！ 一邊品嚐培根的鹹香，一邊瘦身吧！

- EASY
- **MEDIUM**
- HARD

30〜40min

汆燙、烤箱

冷藏保存　2〜3天

423KCAL

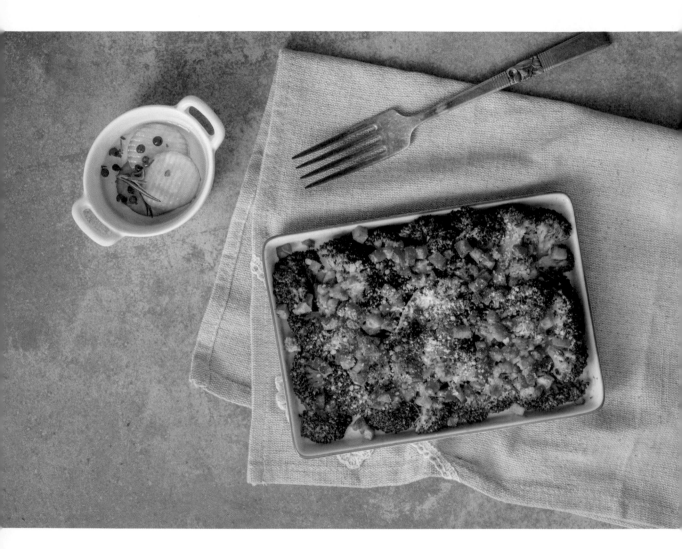

① 青花菜洗淨後，切成可直接入口的大小。
　青花菜洗淨後，切成可直接入口的大小。
　可使用冷凍青花菜，也可用紅蘿蔔來代替。

② 培根切丁備用。

③ 將青花菜放入沸騰的鹽水中汆燙1〜2分鐘。

④ 撈起青花菜將水瀝乾，撒上帕瑪森起司粉、融化的奶油及胡椒粉攪拌均勻。
　如果沒有帕瑪森起司，請再多加10g的奶油。

⑤ 將青花菜裝在烤箱用的烤盤上後，撒上培根，並在180度預熱的烤箱裡烤10至
　15分鐘。
　若是沒有烤箱，也可用平底鍋翻炒。

牛肉 | 焗烤牛肉馬鈴薯

牽絲的焗烤料理就是美味。煎得乾香的牛肉用軟綿的馬鈴薯包覆起來，
鋪上兩種起司焗烤，只要吃過一次肯定畢生難忘。

17%
碳水化合物

請注意
請避免使用排骨、肋眼、牛五花、牛胸肉。

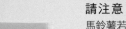

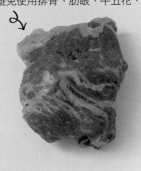

請注意
馬鈴薯若泛綠或發芽會產生毒性，
在挑選時請多加注意。

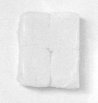

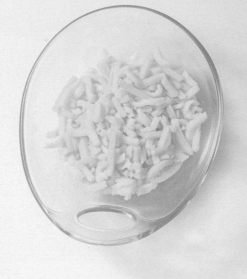

必備食材	牛肉70g、馬鈴薯100g、起司片1片、莫札瑞拉起司30g、奶油10g。
調味料	鹽少許。
推薦的配料	蘑菇（和牛肉一同拌炒）。
TIP	請使用兩種不同味道和口感的起司，可讓香濃的氣味極大化。

□ EASY
□ MEDIUM
□ HARD

40〜50min

炒、煮、烤箱

冷凍保存 2週

397KCAL

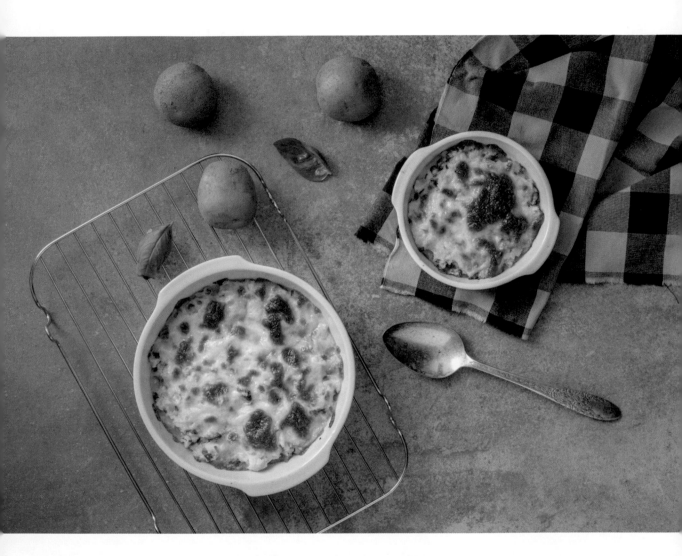

① 趁馬鈴薯泥還有熱度時拌入奶油與起司片。
也可以換成帕瑪森起司或莫札瑞拉起司20g。

② 牛肉以少許的鹽調味，用平底鍋煎至焦香。

③ 馬鈴薯和牛肉混合後，撒上莫札瑞拉起司，再放進烤箱烤10〜15分鐘。
如要冷凍保存，請將牛肉未煎好時冰起來。如果沒有烤箱，也可以使用微波爐加熱將起司融化即可。

第4週

沒有自由餐的完美低碳高脂

一天攝取	**1,000kcal**
減重目標	**-1kg**
核心目標	撐過沒有自由餐的一週。

Check List

1. 第3週菜單執行得如何　　⚪ 很累　　⚪ 還可以　　⚪ 完全沒問題
2. 體重減輕狀況　　　　　　⚪ 減很少　⚪ 差不多　⚪ 減了更多
3. 是否感到無力疲憊　　　　⚪ 經常　　⚪ 和平時差不多　⚪ 狀況不錯

1　卡路里攝取量從1200kcal降到1000kcal的同時，可能會因份量縮減感到辛苦。特別是早餐菜單的卡路里減少最多，擔心上午會不會有氣無力。如果對1000kcal菜單感到飢餓而難以適應的話，也可以回到1200kcal的菜單，要不然也可增加一些零食的攝取。但如果狀態不錯，卻對料理和計劃菜單感到麻煩，也可將一週的菜單精簡化。舉例而言，早餐菜單攝取簡易餐，午、晚餐只進行兩種菜單。倘若過於追求多樣化、完美，搞不好還會阻礙了減肥之路。

2　低碳減肥菜單是以身高160公分、體重70公斤的女性為基準所設立的目標值。不過體重和身高差不多，如果減重效果不理想的話，首先有需要檢視在食用自由餐時有沒有過量、有沒有攝取了自己覺得「這份量沒問題」，卻吃了不可以吃的零食。如果都按照菜單執行，但瘦的幅度很少，有可能是受到體質、基礎代謝量、活動量的影響。這類型的朋友們如果平時沒有運動的習慣，希望你們能開始做一些輕鬆的運動。相反，肯定也有人是「瘦很多」的吧！那麼請檢視自己是不是吃的量比菜單還要少，或是有實行高強度且長時間的運動。

3　減肥進入第4週，減少了能量來源的碳水化合物攝取量，很自然地會感到無力和疲憊。不過，如果要是妨礙到了日常生活就必須調整和改善。首先，必須補充能順利讓能量代謝的維他命B群和肉鹼。維他命B群可分解碳水化合物、蛋白質及脂肪作為能量使用；肉鹼雖然不像維他命是必須營養素，但卻是分解脂肪的必要成份，在必須攝取較多的高脂食物時，肉鹼可有效消除無力感和脂肪分解。

制訂我的第4週菜單

請從這週菜單中選出自己喜歡的，然後每個星期都請執行一次。這週的菜單中有不少料理以海鮮爲食材，但烹調過程不會太困難。

☞ **本週專家的推薦菜單**

這週的減肥較輕鬆，制訂了兩天完全不用下廚料的日子。當然喜愛當日製作熱呼呼料理的人每天做也不嫌煩，不過大部分的人會想要節省時間。像是蔬菜五花肉、烤松阪豬等料理，預先做起來冷藏保存，雖然肉質會變得乾硬，但只要在吃的時候，在鍋裡加少量的水將食材炒一下，就會變得比較好咬。然而，你應該已經察覺到了最後一週沒有自由餐。所以飯局請預先延到下一週吧！請努力戰勝誘惑，堅持到底。

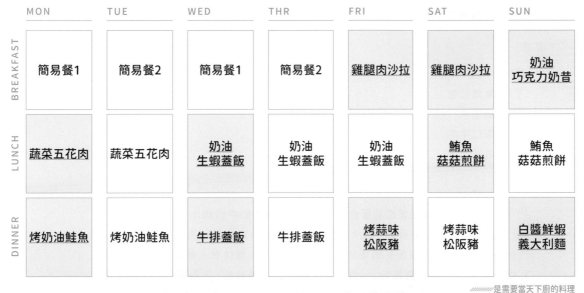

	MON	TUE	WED	THR	FRI	SAT	SUN
BREAKFAST	簡易餐1	簡易餐2	簡易餐1	簡易餐2	雞腿肉沙拉	雞腿肉沙拉	奶油巧克力奶昔
LUNCH	蔬菜五花肉	蔬菜五花肉	奶油生蝦蓋飯	奶油生蝦蓋飯	奶油生蝦蓋飯	鮪魚菇菇煎餅	鮪魚菇菇煎餅
DINNER	烤奶油鮭魚	烤奶油鮭魚	牛排蓋飯	牛排蓋飯	烤蒜味松阪豬	烤蒜味松阪豬	白醬鮮蝦義大利麵

////////// 是需要當天下廚的料理

☞ **遵照推薦菜單當週準備事項**

SUN	製作6份低碳米飯冷凍保存	
MON	製作2份蔬菜五花肉	製作2份烤奶油鮭魚
TUE	不需要料理的日子！	
WED	製作3份奶油生蝦蓋飯	製作2份牛排蓋飯
THR	不需要料理的日子！	
FRI	製作雞腿肉沙拉	製作2份烤蒜味松阪豬
SAT	製作雞腿肉沙拉	製作2份鮪魚菇菇煎餅
SUN	製作奶油巧克力奶昔	製作白醬鮮蝦義大利麵

選擇早餐

選擇第4週早餐菜單之前，務必要知道的「常識小百科」！

 下列哪一項的碳水化合物含量最高呢？

① 牛奶
② 無糖豆漿
③ 椰子水
④ 杏仁牛奶
⑤ 高麗菜汁

A 牛奶

有很多人把牛奶當成是蛋白質食物，但其實牛奶中的碳水化合物含量（乳糖）比蛋白質或脂肪來得高。碳水化合物約5％、蛋白質和脂肪約各3％。因此在執行低碳菜單時，牛奶也是必須要注意攝取量的食物。應該有人會覺得「不含乳糖、乳糖分解的牛奶就沒關係吧」，但其實乳糖只是經過分解，成為更小分子的單糖，整體來說與碳水化合物的含量並無太大的關係。

各種狀況的早餐應對食譜

1. 喜歡甜食。
① 雞腿肉沙拉　② 奶油巧克力奶昔　③ 簡易餐1　④ 簡易餐2

2. 想吃富含維他命的水果。
① 雞腿肉沙拉　② 奶油巧克力奶昔　③ 簡易餐1　④ 簡易餐2

3. 想要攝取充分的蛋白質。
① 雞腿肉沙拉　② 奶油巧克力奶昔　③ 簡易餐1　④ 簡易餐2

選項1. 需要蛋白質的「鍛鍊肌肉餐」

雞腿肉沙拉 p.142

主材料	雞腿肉	營養成分	230kcal
所需時間	10～15分鐘		碳水化合物13g
料理方式	煎		脂肪13g
			蛋白質15g
預定食材費用	約NT$75		鈉365mg
			膳食纖維4g

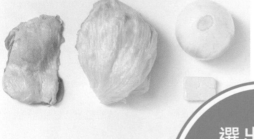

選項2. 想要來點甜食的日子的「輕甜餐」

奶油巧克力奶昔 p.143

主材料	可可粉	營養成分	198kcal
所需時間	10分鐘以內		碳水化合物6g
料理方式	拌		脂肪15g
			蛋白質11g
預定食材費用	約NT$40		鈉162mg
			膳食纖維5g

選出自己
想吃的

第4週早餐

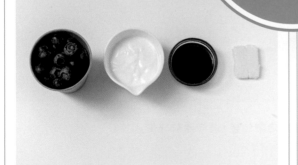

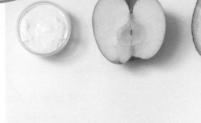

選項3. 早上總是匆匆忙忙的「簡易餐1」

藍莓優格和防彈咖啡 p.143

主材料	藍莓	營養成分	199kcal
所需時間	10分鐘以內鐘		碳水化合物15g
料理方式	無		脂肪13g
			蛋白質5g
預定食材費用	約NT$50		鈉71mg
			膳食纖維3g

選項4. 早上總是匆匆忙忙的「簡易餐2」

蘋果酪梨 p.143

主材料	蘋果、酪梨	營養成分	202kcal
所需時間	5分鐘以內		碳水化合物17g
料理方式	無		脂肪14g
			蛋白質2g
預定食材費用	約NT$50		鈉18mg
			膳食纖維5g

雞腿肉沙拉

不喜歡乾乾柴柴的雞胸肉沙拉嗎？用柔軟多汁的雞腿肉製成的沙拉香嫩好入口，能夠更開心地品嚐喔！

材料
雞腿肉70g
萵苣150g
洋蔥100g
奶油10g
鹽、胡椒粉少許

推薦的配料
甜椒
墨西哥辣椒（可以用青辣椒代替）
卡宴辣椒粉（雞肉調味時使用）

推薦的醬料
青醬

TIP
軟嫩Q彈的雞腿肉，放在香濃的奶油裡煎，會使雞肉更加鮮嫩多汁。

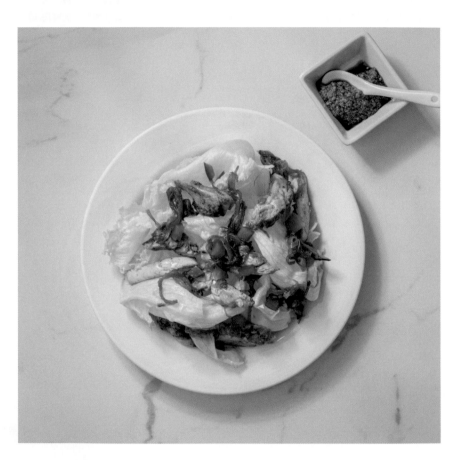

① 　平底鍋裡放入奶油使之融化後，將洋蔥絲先倒入拌炒。
　　奶油可換成橄欖油，洋蔥可換成蕃茄。

② 　當洋蔥炒至褐色時，可撒上些許的鹽巴、胡椒粉，與調味過的雞肉一同拌炒。

③ 　待雞腿肉炒熟了，就可以擺放在萵苣上食用囉。

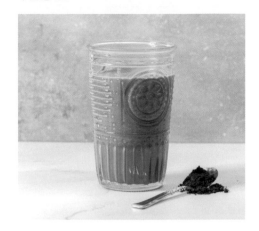

奶油巧克力奶昔

這是奶油與巧克力的結合,甜上加甜的香濃奶昔。想來一杯熱熱的巧克力時,一定要試一下。

材料 可可粉1匙(12g)、無糖豆漿200ml、奶油10g。
可添加的調味料 阿洛酮糖1匙。
可以用豆漿來代替牛奶,減少碳水量。

① 將可可粉和奶油放入溫熱的豆漿中。
　　請購買無糖可可粉,奶油也可以用1匙椰子油代替。

② 用湯匙或攪拌棒,將可可粉和奶油融化均勻。

NOTE 在低溫中奶油會凝固,所以無法做成冰飲。

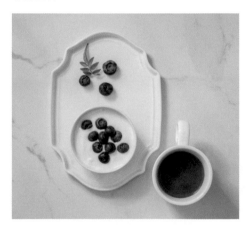

簡易餐1. 藍莓優格和防彈咖啡

這是由早晨提振精神的防彈咖啡、富含乳酸菌的優格以及擁有豐富花青素的藍莓所組成的簡單早餐。

材料 濃縮咖啡1份、奶油10g、原味優格100ml、藍莓1杯。
　　　請購買無糖的原味優格。

① 濃縮咖啡和奶油均勻攪拌後,加入熱水製成防彈咖啡。
　　濃縮咖啡和奶油,可以用咖啡粉1匙與椰子油1匙來替換。

② 與優格和藍莓一起享用。
　　藍莓可冷凍保存。

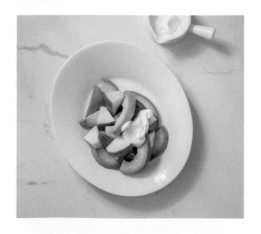

簡易餐2. 蘋果酪梨

這是由膳食纖維豐富的蘋果和植物性脂肪豐富的酪梨,搭配脂肪含量高、比優格濃稠的酸奶油,一起攪拌即可享用的簡易早餐。

材料 酸奶油2匙(30g)、蘋果1／2顆(100g)、酪梨50g。

① 蘋果和酪梨切成好入口的塊狀。
② 與酸奶油拌在一起食用。

選擇中餐

選擇第4週午餐菜單之前，務必要知道的「常識小百科」！

Q 下列哪一種油，有助於血管健康的Omega-3含量最高？

① 芥花籽油
② 香油
③ 紫蘇籽油
④ 玉米胚芽油
⑤ 大豆沙拉油

A 紫蘇籽油
　是將紫蘇籽炒過榨取的天然油脂，Omega-3的含量將近60%。屬於Omega-3含量高的芥菜籽油也才10%左右，紫蘇籽油的Omega-3含量可謂相當驚人！但是Omega-3碰到空氣就很容易變質，所以須注意保存方式。一般沙拉油可放在室溫使用，紫蘇籽油則必需冷藏保存。香油的Omega-3含量少，因此希望在料理飽和脂肪多的肉類需用油時，請多多選擇紫蘇籽油。

各種狀況的中餐應對食譜

1. 想吃飯。
 蘿蔔泡菜牛五花炒飯　② 鮪魚菇菇煎餅　③ 奶油生蝦蓋飯　④ 蔬菜五花肉

2. 想要攝取高脂肪的食物。
① 蘿蔔泡菜牛五花炒飯　② 鮪魚菇菇煎餅　③ 奶油生蝦蓋飯　④ 蔬菜五花肉

3. 想要吃辣。
 蘿蔔泡菜牛五花炒飯　② 鮪魚菇菇煎餅　③ 奶油生蝦蓋飯　④ 蔬菜五花肉

選項1. 就是想吃米飯的「甜辣韓食餐」

蘿蔔泡菜牛五花炒飯 p.146

主材料	牛五花	營養成分	450kcal
所需時間	10～15分鐘		碳水化合物23g 脂肪11g
料理方式	炒		蛋白質23g 鈉604mg
預定食材費用	約NT$80		膳食纖維4g

選項2. 脂肪含量高的「高脂肪餐1」

鮪魚菇菇煎餅 p.148

主材料	鮪魚	營養成分	397kcal
所需時間	20～25分鐘		碳水化合物22g 脂肪27g
料理方式	煎		蛋白質17g 鈉469mg
預定食材費用	約NT$50		膳食纖維4.3g

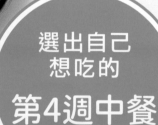

選出自己
想吃的
第4週中餐

選項3. 在想吃飯的日子的「香濃韓食型」

奶油生蝦蓋飯 p.150

主材料	蝦子	營養成分	419kcal
所需時間	60分鐘		碳水化合物33g 脂肪22g
料理方式	煮		蛋白質18g 鈉401mg
預定食材費用	約NT$80		膳食纖維0g

選項4. 脂肪含量高的「高脂肪餐2」

蔬菜五花肉 p.152

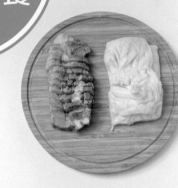

主材料	五花肉	營養成分	380kcal
所需時間	40～50分鐘		碳水化合物16g 脂肪28g
料理方式	水煮		蛋白質17g 鈉300mg
預定食材費用	約NT$120		膳食纖維4.8g

牛五花 ｜ 蘿蔔泡菜牛五花炒飯

咬下去卡滋卡滋的蘿蔔泡菜和牛五花的組合，美味又不油膩。搭配蒟蒻飯滿足低碳標準，可安心享用。

20%
碳水化合物

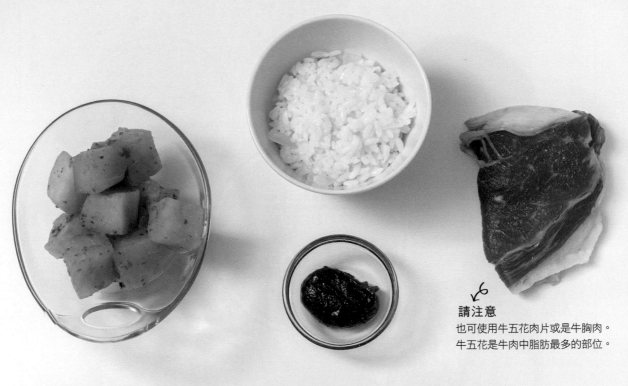

請注意
也可使用牛五花肉片或是牛胸肉。
牛五花是牛肉中脂肪最多的部位。

必備食材	牛五花100g、蘿蔔泡菜100g、蒟蒻飯100g。
醬料	蕃茄辣椒醬1／2匙
調味料	紫蘇籽油1／2匙
推薦的配料	洋蔥、香菇。
可搭配的食材	醋醃嫩薑、醋醃蒜頭。
TIP	加入蘿蔔泡菜和辣椒醬，可以中和牛五花的油膩感。

□ EASY
□ **MEDIUM**
□ HARD

15～20min

炒

冷凍保存 1週

450KCAL

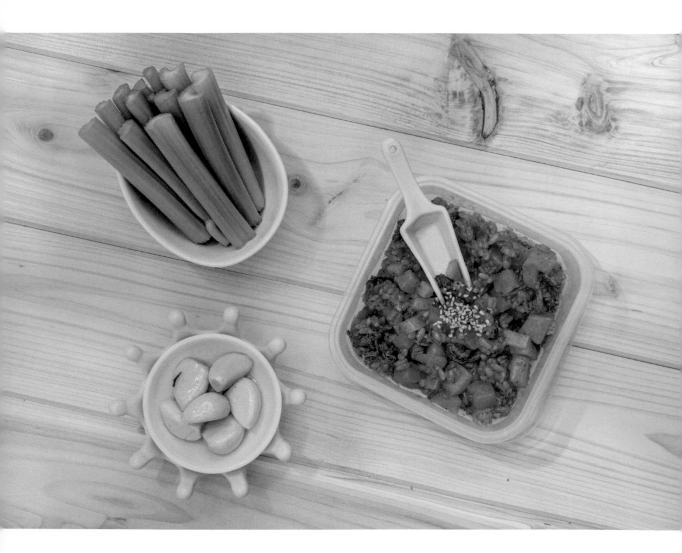

① **蘿蔔泡菜切丁備用。**
可以改用泡菜。

② **用中火將牛五花放入平底鍋炒熟後，轉至小火，將蘿蔔泡菜、洋蔥和蕃茄辣椒醬一起加入拌炒。**
如果沒有蕃茄辣椒醬，可加入1／3匙的辣椒粉。

③ **加入蒟蒻飯拌炒均勻後，就可關火淋上紫蘇籽油享用。**
也可使用香油。

鮪魚 鮪魚菇菇煎餅

使用簡單便宜的鮪魚罐頭做成的菇菇煎餅。蕈菇和鮪魚相當對味，不管是男女老少都很喜歡，沒在減肥的家人，也可一起享用喔。

22%
碳水化合物

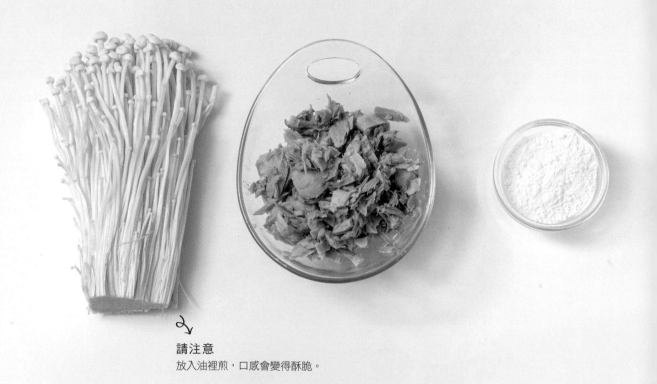

請注意
放入油裡煎，口感會變得酥脆。

必備食材	鮪魚60g、金針菇100g、煎餅粉1.5匙。
調味料	沙拉油2匙、胡椒粉少許。
推薦的配料	青陽辣椒、紅蘿蔔、洋蔥。
可搭配的食材	低鹽白泡菜、低鹽醬菜。
TIP	既能夠充分享受鮪魚又能減肥。

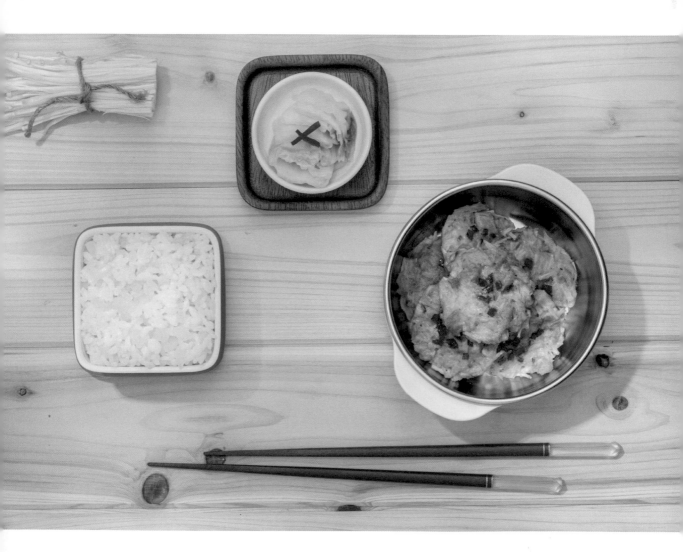

① 煎餅粉和1／3杯的水混合成麵糊。

② 將切碎的金針菇、鮪魚和胡椒粉放入麵糊裡攪拌均勻。
   由於鮪魚有鹹味，儘量不要再加鹽。

③ 在平底鍋裡倒入沙拉油，將麵糊煎至香酥即可。
   也可改用香油或紫蘇籽油。

蝦子 | 奶油生蝦蓋飯

日料店一定會有的生蝦醬油蓋飯。醬油生蝦和奶油的組合,無需多加敘述也知道它們有多搭配吧!只要一次大量備齊就可以吃很久,出乎意料的方便。

31%
碳水化合物

請注意
如果沒有阿洛酮糖,可以選擇不加或是以白糖1匙代替。

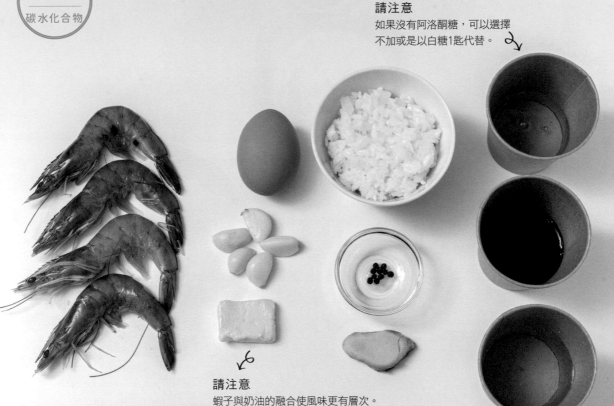

請注意
蝦子與奶油的融合使風味更有層次。

必備食材	蝦子120g (4～5尾,剝殼前的重量)、奶油10g、蒟蒻飯150g、雞蛋1顆。
調味料	醬油1／4杯、胡椒粒10顆、薑10g、蒜頭5顆 (20g)、料理酒1／4杯、阿洛酮糖1／4杯
推薦的配料	青辣椒、珠蔥、大蔥 (切成蔥花,要灑在奶油蝦醬上)、昆布、鰹魚 (用來煮醬油)。
可搭配的食材	炒洋蔥、醋醃嫩薑、醋醃蒜頭。
TIP	蝦肉彈牙鮮甜,是道吃了會讓人開心的料理。

□ EASY
□ MEDIUM
□ HARD

60min

煮

冷藏保存　2週

419KCAL

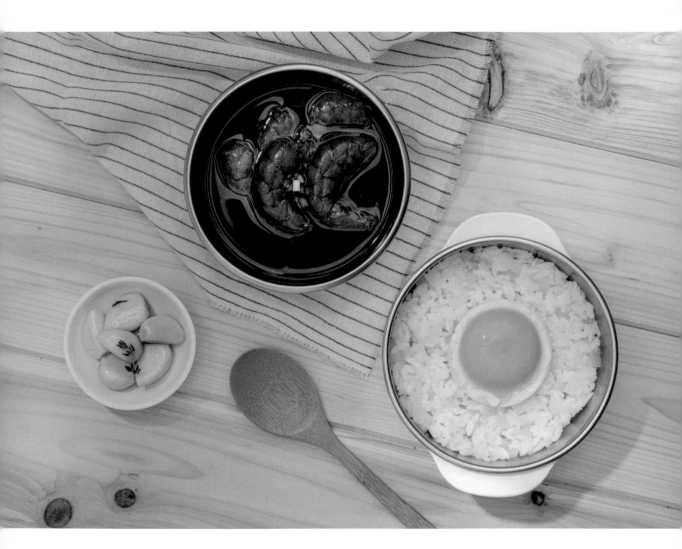

① 蝦子開背挑出沙筋，然後去殼。
頭和殼先不要丟，煮醬油時可以用。

② 鍋子裡倒入3杯水、醬油及蝦殼等調味料一起煮開。

③ 放涼後用篩子濾掉調味料殘渣和蝦殼。

④ 請將蝦仁裝在乾淨的容器中，倒入醬油熟成3個小時以上。
未冷卻的醬油會使蝦子燙熟走味，因此請務必冷卻後再倒入。到這完成的醬油生蝦能夠冷藏保存2週，所以
可以一次大量製做保存。

⑤ 在溫熱的蒟蒻飯加入奶油，擺放4～5隻蝦醬和蛋黃一起攪拌食用。

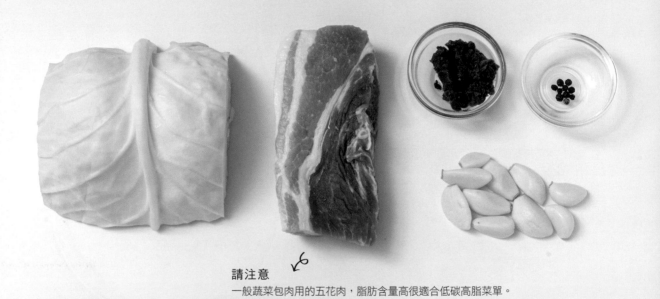

五花肉 ｜ 蔬菜五花肉

減肥時令人猶豫要不要吃的菜包肉,現在可以毫無負擔地享用!製作方式不難,在家也能輕鬆料理與家人分享喔。

17%
碳水化合物

請注意
一般蔬菜包肉用的五花肉,脂肪含量高很適合低碳高脂菜單。
請不要切太薄,需要有點厚度。

必備食材	包肉用五花肉180g、高麗菜200g。
高湯用食材	蒜頭10顆 (40g)、大醬1匙、胡椒粒10顆。
推薦的配料	菜包肉蔬菜、小黃瓜、青辣椒、月桂葉和薑 (在煮菜包肉時加到水中)。
可搭配的食材	芥末韭菜、蕃茄辣椒醬 (代替包飯醬使用)。
TIP	以高麗菜包肉來取代米飯,更加健康。高麗菜的量也可準備到300g。

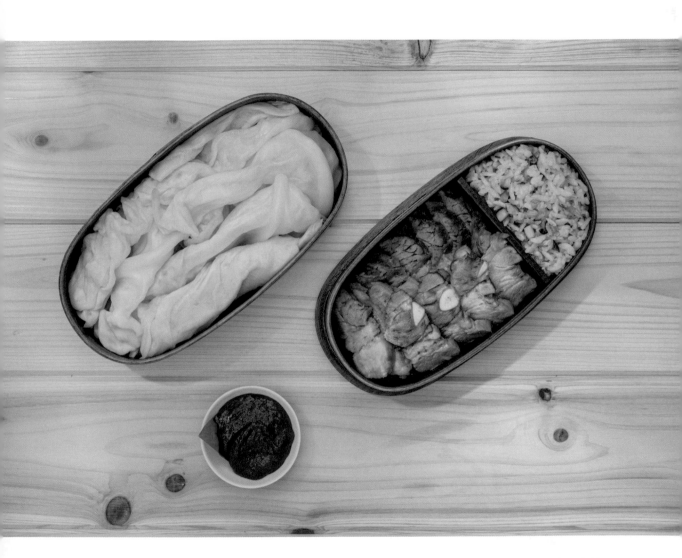

① 鍋裡先放入五花肉並且加水淹過，蒜頭、大醬與胡椒粒一起放入滾20分鐘。
　請自行根據火力來增減時間，並確認肉有煮熟。

② 在碟子裡倒1／2杯的水，然後將高麗菜泡在其中，用微波爐加熱4～5分鐘。
　也可以用電鍋蒸熟。

③ 將熟的五花肉撈出，切成好入口的大小，並用高麗菜包著一起吃。

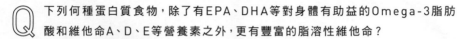

低碳高脂第4週

選擇晚餐

選擇第4週晚餐菜單之前,務必要知道的「常識小百科」!

Q 下列何種蛋白質食物,除了有EPA、DHA等對身體有助益的Omega-3脂肪酸和維他命A、D、E等營養素之外,更有豐富的脂溶性維他命?

- ① 沙丁魚
- ② 鮭魚
- ③ 蝦子
- ④ 牛里肌
- ⑤ 松阪豬

A 鮭魚
不僅僅只是富含有助於身體的Omega-3脂肪酸,更有保護視力所需的維他命A、有助於皮膚美容的維他命E及強健骨骼的維他命D。正因如此,在美國等許多國家中被多次選為「超級食物」。

各種狀況的晚餐應對食譜

1. 喜歡帶有點嚼勁的肉類。
① 烤蒜味松阪豬   ② 烤奶油鮭魚   ③ 牛排蓋飯   ④ 白醬鮮蝦義大利麵

2. 想要不飽和脂肪酸多的菜單。
① 烤蒜味松阪豬   ② 烤奶油鮭魚   ③ 牛排蓋飯   ④ 白醬鮮蝦義大利麵

3. 想嘗點異國風味。
① 烤蒜味松阪豬   ② 烤奶油鮭魚   ③ 牛排蓋飯   ④ 白醬鮮蝦義大利麵

選項1. 想要吃肉的「啃肉餐1」

烤蒜味松阪豬 p.156

主材料	松阪豬	營養成分	383kcal
所需時間	15〜20分鐘		碳水化合物13g 脂肪25g
料理方式	煎烤		蛋白質30g 鈉82mg
預定食材費用	約NT$105		膳食纖維3.2g

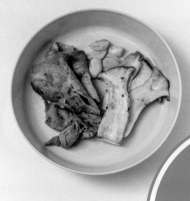

選項2. 不飽和脂肪酸豐富的「高脂肪餐」

烤奶油鮭魚 p.158

主材料	鮭魚	營養成分	405kcal
所需時間	25〜30分鐘		碳水化合物25g 脂肪20g
料理方式	煎		蛋白質32g 鈉137mg
預定食材費用	約NT$130		膳食纖維9g

選出自己
想吃的
第4週晚餐

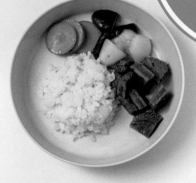

選項3. 想要吃肉的「啃肉餐2」

牛排蓋飯 p.160

主材料	牛肉	營養成分	404kcal
所需時間	25〜30分鐘		碳水化合物30g 脂肪22g
料理方式	炒		蛋白質21g 鈉980mg
預定食材費用	約NT$90		膳食纖維6.2g

選項4. 想來點異國風味的「異國風味餐」

白醬鮮蝦義大利麵 p.162

主材料	蝦子	營養成分	412kcal
所需時間	30分鐘		碳水化合物26g 脂肪20g
料理方式	炒		蛋白質32g 鈉680mg
預定食材費用	約NT$120		膳食纖維9g

松阪豬 ｜ 烤蒜味松阪豬

第4週晚餐菜單中最容易準備，同時也是碳水化合物含量最少的菜單。很推薦實在不想煮晚餐的人。

14%
碳水化合物

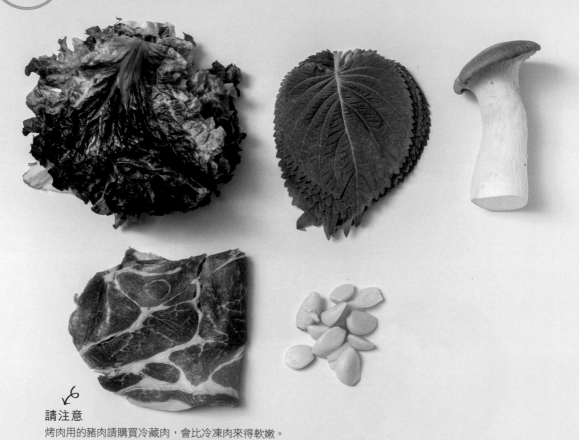

請注意
烤肉用的豬肉請購買冷藏肉，會比冷凍肉來得軟嫩。

必備食材	松阪豬肉150g、杏鮑菇1朵（80g）、蒜頭10顆（40g）、蔬菜適量。
調味料	鹽、胡椒粉少許。
推薦的配料	小黃瓜、青辣椒。
TIP	可以讓松阪豬沾附蒜頭的香氣，會更加美味。

□ EASY
□ MEDIUM
□ HARD

15～20min

煎烤

冷藏保存　1～2天

383KCAL

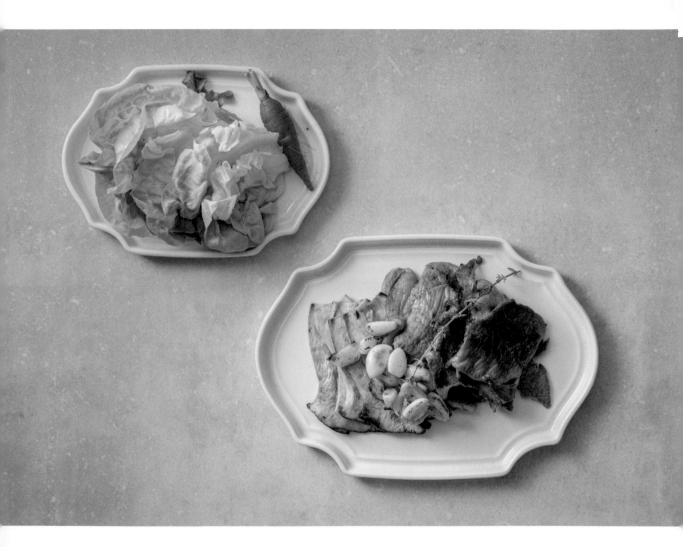

① 在平底鍋上放入蒜頭和松阪肉一起煎。

② 當豬肉開始出油時,再放入杏鮑菇片一起煎。
也可用蘑菇代替杏鮑菇。

③ 當食材都熟透之後,就可以盛盤上桌囉。
包肉的蔬菜沒有份量限制,可以多多準備,美味地享用。

鮭魚 | 烤奶油鮭魚

如果你是鮭魚「愛好者」，那麼這道料理你絕對不能錯過！對身體有益的鮭魚，料理方式也很簡單，一定要親自試試看！

25%
碳水化合物

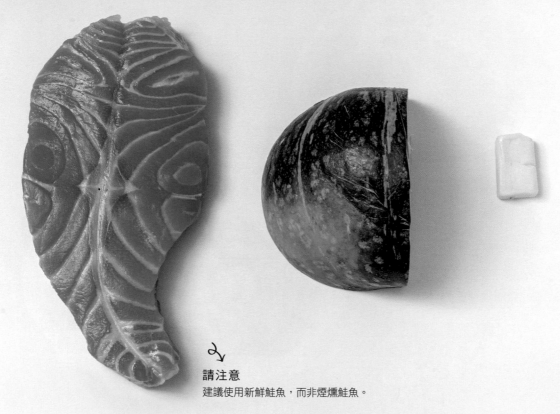

請注意
建議使用新鮮鮭魚，而非煙燻鮭魚。

必備食材	鮭魚排120g、奶油20g、南瓜200g、胡椒粉少許。
推薦的配料	檸檬、芥末（完成的鮭魚佐醬）。
可搭配的食材	無糖酸黃瓜。
TIP	鮭魚要經過煎烤才能感受的獨特風味，與生魚片時有不同的魅力。

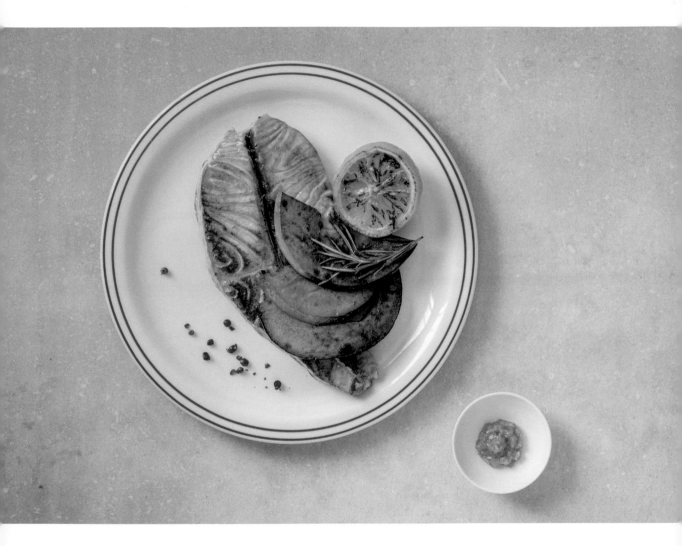

① 　鮭魚請用胡椒粉稍稍調味。

② 　南瓜請切薄片備用。
　　放進微波爐加熱2～3分鐘，之後稍微煎一下就熟。

③ 　平底鍋裡放入奶油加熱融化後，把鮭魚和南瓜一起放入煎熟。
　　避免南瓜和鮭魚燒焦，請保持在中小火煎熟即可。

牛肉 | 牛排蓋飯

用醬油醃的牛肉與各種蔬菜一起大火翻炒，就成為一道美味的牛排蓋飯。
再加上奶油一起入口，味道更上一層樓。

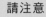

30%
碳水化合物

請注意
牛肉請選擇軟嫩的里肌，萬一油花不夠，請多加5～10g的奶油。

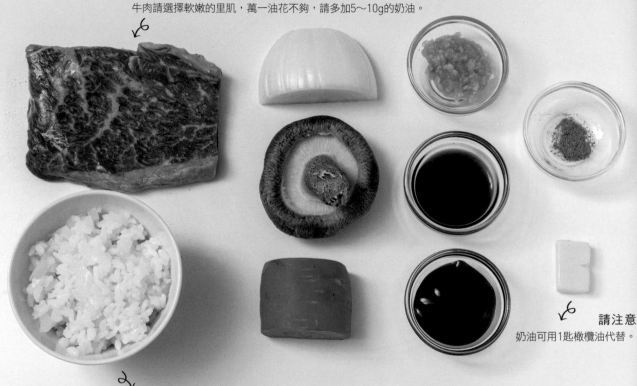

請注意
奶油可用1匙橄欖油代替。

請注意
也可搭配蔬菜飯或是蕈菇飯食用。

必備食材	牛肉100g、紅蘿蔔50g、洋蔥50g、香菇50g、奶油10g、蒟蒻飯100g。
調味料	蠔油1匙、醬油1匙、蒜泥1／2匙、胡椒粉少許。
TIP	可以的話，用噴槍將肉炙燒，口感更提升。

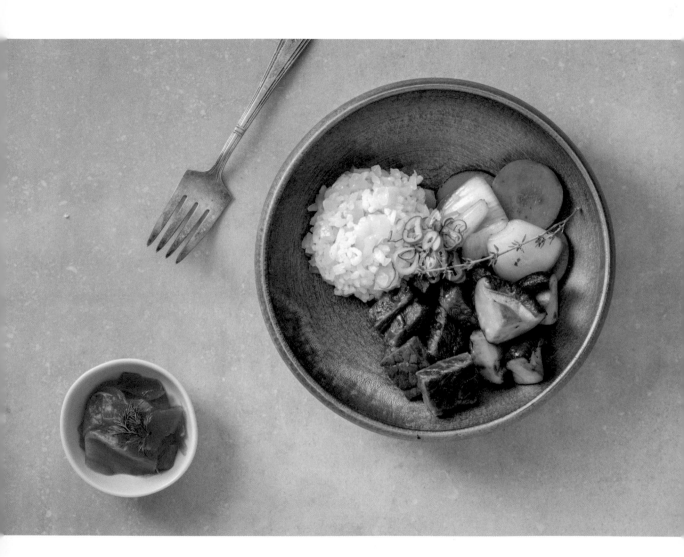

① **先將牛肉與調味料一起均勻拌炒。**
　醬油溫度過高易燒焦，所以翻炒時務必注意火侯。

② **紅蘿蔔、洋蔥、香菇切成好入口的塊狀備用。**
　紅蘿蔔切太厚需要花較多時間煮熟，請切成薄片。

③ **奶油在平底鍋中融化後，依續將紅蘿蔔、香菇、洋蔥炒熟。**
　香菇可用蘑菇或杏鮑菇替換。

④ **將炒好的牛肉和蔬菜鋪在蒟蒻飯上，即可美味的享用。**

蝦子 | 白醬鮮蝦義大利麵

看似與減肥無關的白醬鮮蝦義大利麵，搖身變為碳水含量低、脂肪豐富的低碳高脂菜單。現在不要再外食了，請在家中減肥吧。

26%
碳水化合物

請注意
不可使用低脂牛奶，因為脂肪含量少，煮不出常吃的白醬味道。

請注意
鮮奶油的保存期限短，如果沒有鮮奶油，也可用10g的奶油代替。

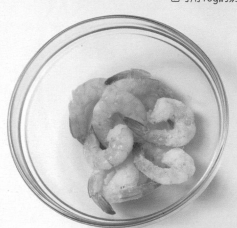
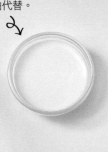
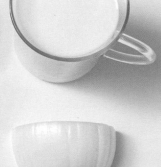
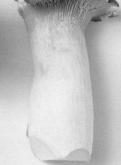

必備食材	蝦仁100g（8～10隻）、牛奶200ml、杏鮑菇250g、鮮奶油20ml、洋蔥100g、奶油5g。
調味料	鹽、胡椒粉少許。
推薦的配料	卡宴辣椒粉（紅辣椒粉）。
TIP	可用菇類替代麵條，減低碳水化合物含量。

☐ EASY
☑ **MEDIUM**
☐ HARD

30min

炒

冷藏保存
當日食用完畢

412KCAL

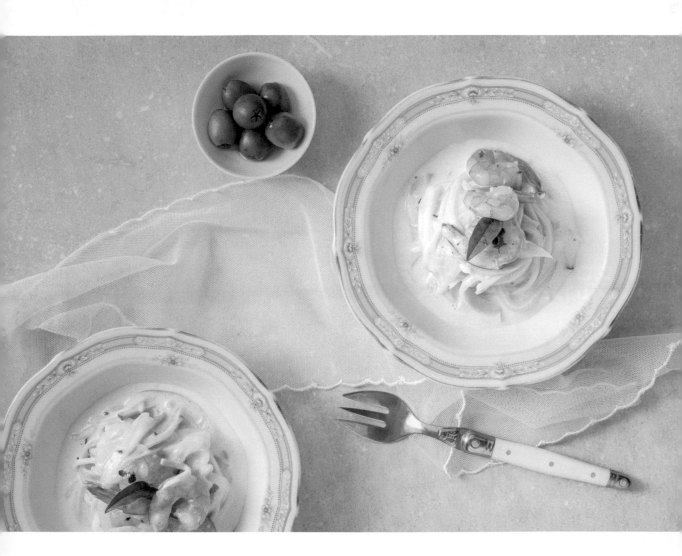

① 杏鮑菇和洋蔥切成像麵條一樣的粗絲。

② 奶油在平底鍋中加熱融化後，加入蝦仁、洋蔥、杏鮑菇一起拌炒。

③ 炒至蔬菜開始出水，再加入牛奶、鹽及胡椒粉調味。
可以用雞粉代替鹽。

④ 蝦仁熟透後，加入鮮奶油煮至適當的稠度關火即可。

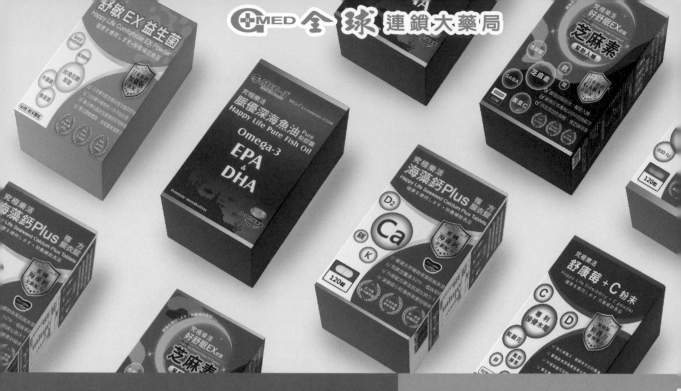

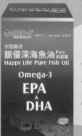
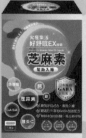
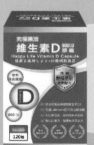
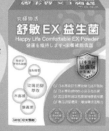
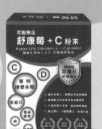

4週完成 正確的低碳高蛋白

PART 2

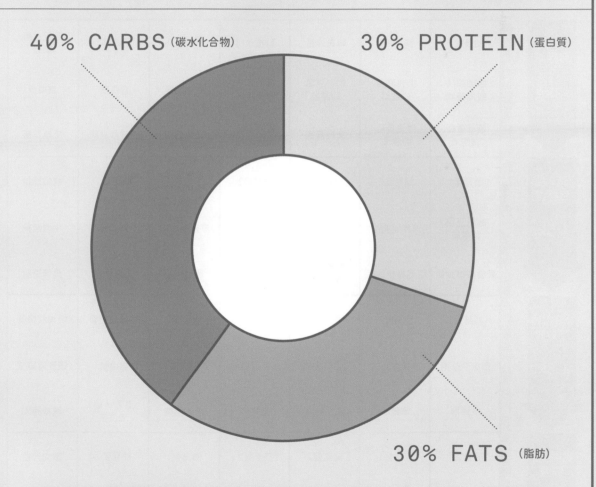

40% CARBS（碳水化合物）

30% PROTEIN（蛋白質）

30% FATS（脂肪）

低碳高蛋白就如字面意思，減少碳水、增加蛋白質攝取量。相較於碳水化合物，蛋白質所需消化時間較長且複雜，所以在消化過程中需要消耗更多能量。此菜單的蛋白質含量占了總卡路里的25～35%，比平時建議占比的7～20%要高出許多。如果是喜歡有口感嚼勁的瘦身者，較適合低碳高蛋白菜單，用多樣化的蛋白質食物來開始瘦身吧！

不運動就能減少
6公斤的4週菜單

這是不運動也能瘦下來的菜單，害怕食譜太難吃？
別擔心！我會按照三餐介紹卡路里相近、營養成份類似的可替換食材，
只需照著自己的口味與喜好做選擇就可以囉！

		MON	TUE	WED	THR	FRI	SAT	SUN
第1週目標減 -2kg	早餐	簡易餐1	簡易餐1	科布沙拉	科布沙拉	簡易餐2	簡易餐2	黑豆香蕉奶昔
	中餐	醬油蒜味雞肉飯糰	肉絲滿滿的雜菜	肉絲滿滿的雜菜	醬油蒜味雞肉飯糰	魷魚蓋飯	自由餐	自由餐
	晚餐	醬滷香菇雞胸肉	醬滷香菇雞胸肉	叉燒蓋飯	醬油蒜味雞肉飯糰	叉燒蓋飯	海鮮炒烏龍	叉燒蓋飯
第2週目標減 -1.5kg	早餐	簡易餐1	簡易餐2	簡易餐1	簡易餐2	莓果黑豆優格奶昔	簡易餐1	鮮蝦沙拉
	中餐	鮪魚豆腐雞蛋飯	涼拌雞胸肉	涼拌雞胸肉	蕃茄起司歐姆蛋	涼拌雞胸肉	自由餐	牛肉飯捲
	晚餐	豆腐雞排炒飯	豆腐雞排炒飯	鮮蝦蕈菇義大利麵	豆腐雞排炒飯	章魚拌麵	焗烤豆腐	焗烤豆腐
第3週目標減 -1.5kg	早餐	簡易餐1	簡易餐2	雞胸肉沙拉	簡易餐1	簡易餐2	奶油豆奶昔	奶油豆奶昔
	中餐	章魚泡菜粥	涼拌牛膝肉	涼拌牛膝肉	蒸豆腐雞蛋	涼拌牛膝肉	自由餐	蒸豆腐雞蛋
	晚餐	燉雞柳	燉雞柳	辣炒豬肉	燉雞柳	辣炒豬肉	酒蒸蒟蒻海瓜子	辣炒豬肉
第4週目標減 -1kg	早餐	簡易餐1	簡易餐1	簡易餐2	簡易餐2	簡易餐1	簡易餐2	蟹肉沙拉
	中餐	溏心蛋	溏心蛋	鮮蝦魚板	鮮蝦魚板	鮮蝦魚板	糖心蛋	雞胸肉三明治
	晚餐	清蒸雞胸肉青花菜	清蒸雞胸肉青花菜	醬滷牛肉蓋飯	鮪魚豆腐粥	醬滷牛肉蓋飯	鮪魚豆腐粥	醬滷牛肉蓋飯

☞ 完成4週低碳高蛋白減肥法的「7大守則」

1. **勿食用調味肉類。**

   醬味排骨、烤肉、炒豬肉等調味過的肉，極有可能添加砂糖。

2. **勿飲用含糖量10g以上的飲料。**

   推薦飲品：美式咖啡、綠茶、紅茶、花草茶、氣泡水、檸檬水、生薑茶、無糖mojito雞尾酒。

3. **想增加飽足感時，可增加50g的雞胸肉或3顆蛋白。**

4. **一週最多兩次外食（最好避免飯類、麵包、麵類）。**

   外食推薦菜單：烤雞（不要沾醬）、雞胸肉沙拉、蕃茄起司沙拉、涮涮鍋（不含飯和麵）、烤豬橫隔膜、沙朗牛排、生魷魚、燙大章魚、烤蝦、蒸貝殼、烤貝殼、生魚片。

5. **可以自由攝取蔬菜。**

   推薦蔬菜：蕃茄、黃瓜、紅椒、高麗菜、萵苣、花椰菜、青花菜以及菠菜…等綠葉蔬菜。

6. **請避免菜單以外的澱粉類蔬菜。**

   地瓜、馬鈴薯、日本南瓜、玉米、豆子…。

7. **一週至少攝取兩次海鮮食材（鯖魚、鮪魚…等）。**

☞ 充飢救援「200kcal低碳高蛋白零食」

菜單執行期間肯定會面臨極度飢餓的時刻，這種情況下最佳解決辦法是補充水份跟低卡路里的蔬菜，但往往也有吃了還是很餓的情況發生。所以，讓我來告訴你拯救飢餓的「200kcal低碳高蛋白零食」。組合如下，一天只能額外充飢一次喔！

205kcal	燻製雞蛋2顆＋低脂牛奶200ml
188 kcal	炒黑豆30g
140kcal	蛋白棒1條（推薦產品P.37）
160 kcal	雞肉香腸1根＋杏仁奶190ml
150 kcal	肉乾50g（不含糖）
176 kcal	明太魚乾30g＋美乃滋1匙（10g）
174 kcal	無糖抹茶拿鐵40ml＋無糖豆漿200ml＋乳清分離蛋白質15g

第1週

輕鬆開始的低碳高蛋白

一天攝取	1,200kcal
減重目標	-2kg
核心目標	感受蛋白質給予的飽足感，慢慢適應減少食物份量。

Check List

1. 我吃飯很快	◯ 偏快	◯ 普通	◯ 偏慢
2. 我吃的很鹹	◯ 偏鹹	◯ 普通	◯ 偏淡
3. 排便不順暢	◯ 不順暢	◯ 偶爾	◯ 經常

1 你知道用餐速度快容易吃過量嗎？在感受到飽之前就吃進太多份量，因此需要練習慢慢吃，也要習慣份量減少到心理上不會感到困難的減肥法。就算是慢慢吃，但平時食量大的人所感受到的飽足感，可能就像只吃了400g左右的份量，這個時候可多利用200kcal的零食和蔬菜，以及補充足夠的水分。

2 雖然鈉是零卡路里，但鹹的東西吃過量，會造成身體水腫，就很難用眼睛確認體重是否下降。因此，若想感受到瘦了並賦予減重動機，需要攝取比平時較少的鹽分。持續執行低鹽，一開始可能會感到不滿足，但習慣可以改變並適應，希望各位能夠克服。食譜上的鹽或醬油有些沒有明確標示使用克數，但儘量拿捏在最低使用量。

3 若攝取比平時還要少的份量，便秘可能會變嚴重。特別是在執行低碳菜單時，由於減少蔬菜、水果、雜糧的攝取量，因此很難達到一天建議所需的膳食纖維量（25g）。所以無法順暢排便的人，請挑選膳食纖維含量最高的菜單為佳，或是在菜單中添加小黃瓜或高麗菜也是不錯的方法。但是需要避免碳水化合物含量高的蔬菜（請參照7大守則第6點），然後大量補充水分也有助於排便。

制訂我的第1週菜單

我試著以準備過程最簡便及多樣菜色爲方向來擬訂菜單,即便是一星期當中想在晚上吃醬滷香菇雞胸肉果腹也無妨。雖然享用多樣化的食物也挺好的,但更重要的是不厭倦且持續4週堅持到底!

☞ **本週專家的推薦菜單**

我制訂了一天料理最多2次的菜單,因爲擔心有人對第1週菜單適應不良,因此這次週末的午餐定爲自由餐,雖然晚餐也可以改吃自由餐,但可能會太過鬆懈,而且晚餐是減少基礎代謝量的時段,有可能會成爲減肥的阻礙。平日要是有難以推掉的飯局,導致無法執行菜單,那麼將平日菜單跟週末自由餐對調也行,不過一定要謹記低碳高蛋白的7大守則哦!(詳見P.167)

	MON	TUE	WED	THR	FRI	SAT	SUN
BREAKFAST	簡易餐1	簡易餐2	科布沙拉	科布沙拉	簡易餐2	簡易餐2	黑豆香蕉奶昔
LUNCH	醬油蒜味雞肉飯糰	肉絲滿滿的雜菜	肉絲滿滿的雜菜	醬油蒜味雞肉飯糰	魷魚蓋飯	自由餐	自由餐
DINNER	醬油香菇雞胸肉	醬油香菇雞胸肉	叉燒蓋飯	醬滷香菇雞胸肉	叉燒蓋飯	海鮮炒烏龍	叉燒蓋飯

///////是需要當天下廚的料理

☞ **遵照推薦菜單當週準備事項**

SUN	製作8份低碳米飯冷凍保存	
MON	製作2份醬油蒜味雞肉飯糰	製作2份醬滷香菇雞胸肉
TUE	製作2份肉絲滿滿的雜菜	
WED	製作科布沙拉	製作3份叉燒蓋飯
THR	製作科布沙拉	
FRI	製作魷魚蓋飯	
SAT	製作海鮮炒烏龍	
SUN	製作黑豆香蕉奶昔	

第1週低碳高蛋白

選擇早餐

選擇第1週早餐菜單之前，務必要知道的「常識小百科」！

Q 下列哪一項的蛋白質含量最高呢？

1 黑豆
2 大紅豆
3 雪蓮
4 豌豆
5 紅扁豆

A 黑豆

答案是黑豆。黑豆由大約40%蛋白質構成，其餘豆類的蛋白質含量約20%左右，是碳水化合物接近65%的碳水食物。而且黑豆除了是高蛋白質食物之外，膳食纖維的含量也高達20%，對於低碳菜單是項很好的材料。因此低碳高蛋白菜單裡的豆類，大部分都是使用黑豆。

各種狀況的早餐應對食譜

1. 沒時間下廚。
1 科布沙拉　　　　2 黑豆香蕉奶昔　　　**3 簡易餐1**　　　**4 簡易餐2**

2. 早上有氣無力。
1 科布沙拉　　　2 黑豆香蕉奶昔　　　3 簡易餐1　　　**4 簡易餐2**

3. 一家大小皆可享用。
1 科布沙拉　　　　**2 黑豆香蕉奶昔**　　　3 簡易餐1　　　4 簡易餐2

選項1. 整天都很有精神的「聚精會神餐」

科布沙拉 p.172

主材料	雞胸肉	營養成分
所需時間	20～25分鐘	
料理方式	炒、水煮	
預定食材費用	約NT$70	

312kcal
碳水化合物27g
脂肪11g
蛋白質26g
鈉141mg
膳食纖維3.5g

選項2. 與家人一同享用的「共享餐」

黑豆香蕉奶昔 p.173

主材料	黑豆	營養成分
所需時間	15～20分鐘	
料理方式	煮、攪打	
預定食材費用	約NT$50	

270kcal
碳水化合物24g
脂肪10g
蛋白質21g
鈉360mg
膳食纖維7.4g

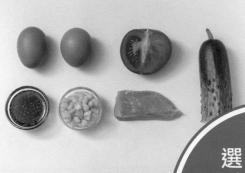

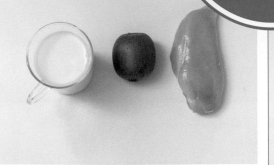

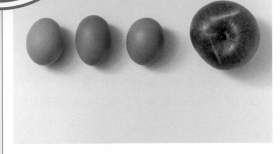

選出自己
想吃的
第1週早餐

選項3. 需要快快準備的「簡易餐1」

雞胸肉沙拉 p.173

主材料	雞胸肉	營養成分
所需時間	10分以內	
料理方式	煎	
預定食材費用	約NT$70	

294kcal
碳水化合物24g
脂肪24g
蛋白質30g
鈉119mg
膳食纖維0g

選項4. 能夠節省早餐準備時間的「簡易餐2」

水煮蛋配蘋果 p.173

主材料	雞蛋	營養成分
所需時間	10分鐘以內	
料理方式	水煮	
預定食材費用	約NT$50	

302kcal
碳水化合物29g
脂肪11g
蛋白質20g
鈉170mg
膳食纖維5.2g

科布沙拉

將各種蔬菜、雞蛋和雞胸肉切成小丁狀,與沙拉醬均勻攪和拌的沙拉。比起一口吃進所有材料,優點是將材料切成小塊,便於用湯匙舀著吃。

材料
雞蛋2顆
蕃茄100g
玉米粒2匙
雞胸肉50g
小黃瓜1／2根

醬料
和風油醋醬或是巴薩
米克醋2匙
(也可換成青醬2匙
P.151)

調味料
鹽、胡椒粉少許

推薦的配料
墨西哥辣椒、橄欖、洋
蔥。

TIP
如果覺得雞胸肉吃得
很膩,也可換成煙燻
雞肉或調味過的雞胸
肉。

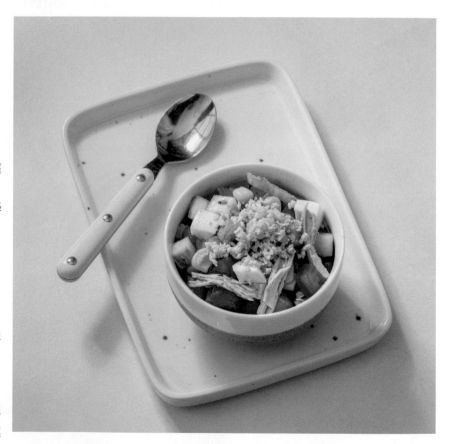

① 　將蕃茄及小黃瓜切丁備用。
　　蕃茄也可以換成10顆小蕃茄。

② 　雞蛋滾水煮熟後剝殼,雞胸肉用少許的鹽和胡椒粉調味翻炒。
　　到這完成的食材可冷藏保存,隔天便於準備。

③ 　小黃瓜與蕃茄加入醬料裡拌勻。
　　這樣一來,蔬菜可以均勻地沾附醬汁,既能品嚐醬汁的美味又能減少使用量。
　　也可以替換成2匙青醬。

④ 　在盤裡放上雞蛋、蕃茄、玉米粒、小黃瓜及雞胸肉一起享用。

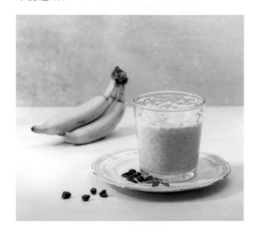

黑豆香蕉奶昔

膳食纖維含量豐富的黑豆香蕉組合，有助於腸道的健康。
細緻香醇的口感，大小朋友都可以一起享用喔。

材料 黑豆30g、香蕉半根（60g）、無糖豆漿100ml、鹽1／2匙
這是杯植物性脂肪和蛋白質豐富的香濃奶昔。

① 黑豆放入加鹽的滾水中煮10～15分鐘。
　　煮好的黑豆放入冷藏保存，隔天能縮短準備時間。

② 將黑豆、香蕉和無糖豆漿用果汁機攪打均勻。

(NOTE) 建議黑豆請於前一天先泡水，泡過水的黑豆請準備45g，不能使用其
他豆類。黑豆以外的豆類，大部分碳水含量都出乎意料的高。

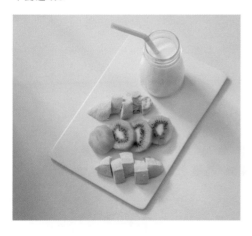

簡易餐1. 雞胸肉沙拉

以牛奶、奇異果、雞胸肉組成的簡易餐。能夠軟化乾柴雞
胸肉的奇異果，為你打造一頓腸胃通暢的早餐。

材料 牛奶200ml、奇異果1顆（90g）、雞胸肉100g、鹽和胡椒粉少許。
也可以替換成120kcal以內的煙燻雞胸肉或其他調味過的雞胸肉。

① 濃縮咖啡和椰子油均勻攪拌後，加入熱水。
　　濃縮咖啡和椰子油可以用咖啡粉1匙、奶油10g來替換。

② 起司條、蘋果一起搭配著享用。
　　蘋果也可以換成1顆奇異果、香蕉半根或是1顆橘子。

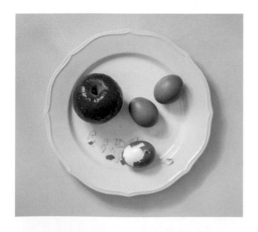

簡易餐2. 水煮蛋配蘋果

水煮蛋和蘋果大多都可以在便利商店買到，這兩者有令人
意想不到的飽足感。起床後仍無精打采，懶得準備早餐的
話，可以試著在便利商店簡單解決。

材料 蘋果1顆（200g）、雞蛋3顆。

① 雞蛋煮熟後剝殼。
　　燻製雞蛋、烤雞蛋、糖心蛋等加工蛋都可以。

② 和蘋果一起食用。

(NOTE) 煮水煮蛋時要注意水溫，不可一下子太燙，蛋殼會破，用中小火煮
開，並加點鹽和醋。

第1週低碳高蛋白

選擇中餐

選擇第1週中餐菜單之前，務必要知道的「常識小百科」！

Q 牛磺酸有助於消除疲勞及降低膽固醇，以下何種高蛋白食物含有豐富的牛磺酸呢？

① 鯖魚
② 鮭魚
③ 龍蝦
④ 貝類
⑤ 魷魚

A 魷魚

魷魚的牛磺酸含量高，有助於緩解疲勞和宿醉。除了魷魚，鮑魚、章魚、小章魚等也都含有牛磺酸，是這類海鮮特有的海腥味的來源。但是和壞掉的腥臭味是能夠區分出來的吧？

各種狀況的中餐應對食譜

1. 喜歡吃麵包。
① 肉絲滿滿的雜菜　② 醬油蒜味雞肉飯糰　③ 魷魚蓋飯　**④ 雞蛋豆豆三明治**

2. 想要一次大量製作備用的簡便料理。
① 肉絲滿滿的雜菜　**② 醬油蒜味雞肉飯糰**　**③ 魷魚蓋飯**　④ 雞蛋豆豆三明治

3. 想要吃看起來豐盛的料理。
① 肉絲滿滿的雜菜　② 醬油蒜味雞肉飯糰　③ 魷魚蓋飯　④ 雞蛋豆豆三明治

選項1. 讓你飽到滿出來的「飽足餐」

肉絲滿滿的雜菜 p.176

		營養成分	**422kcal**
主材料	**豬里肌肉**		碳水化合物36g
所需時間	**40～50分鐘**		脂肪14g
料理方式	**炒**		蛋白質38g
			鈉700mg
預定食材費用	**約NT$130**		膳食纖維9.6g

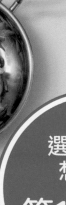

選項2. 一次就能做出大份量的「便利餐」

醬油蒜味雞肉飯糰 p.178

		營養成分	**450kcal**
主材料	**雞柳**		碳水化合物36g
所需時間	**20～25分鐘**		脂肪16g
料理方式	**炒**		蛋白質39g
			鈉780mg
預定食材費用	**約NT$50**		膳食纖維2.8g

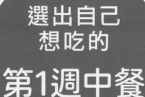

選出自己
想吃的
第1週中餐

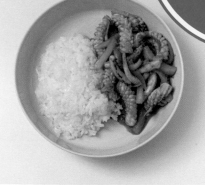

選項3. 讓食慾噴發的「胃口大開餐」

魷魚蓋飯 p.180

		營養成分	**445kcal**
主材料	**魷魚**		碳水化合物36g
所需時間	**25～30分鐘**		脂肪14g
料理方式	**炒**		蛋白質42g
			鈉590mg
預定食材費用	**約NT$90**		膳食纖維4.2g

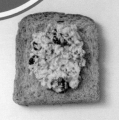
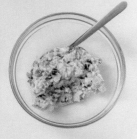

選項4. 蛋白質的帝王「高蛋白餐」

雞蛋豆豆三明治 p.182

		營養成分	**445kcal**
主材料	**雞蛋、黑豆**		碳水化合物35g
所需時間	**30分鐘**		脂肪19g
料理方式	**水煮、壓碎**		蛋白質34g
			鈉605mg
預定食材費用	**約NT$50**		膳食纖維10.3g

豬里肌 | 肉絲滿滿的雜菜

冬粉只有一點點，用各種蔬菜補足份量的雜菜。使用大量豬肉及蔬菜，令人不禁懷疑這樣的份量真的是減肥菜單嗎？

34%
碳水化合物

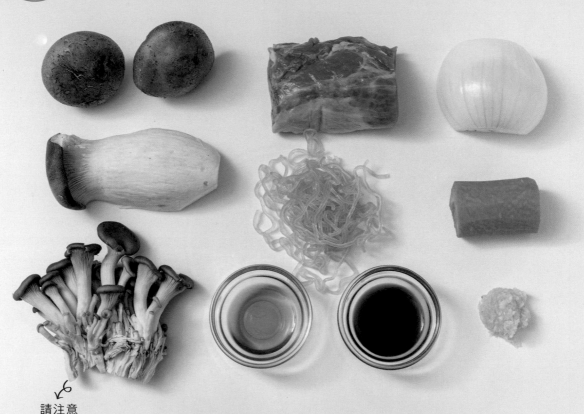

請注意
菇類可增加食物的風味，同時也是膳食纖維含量高的食材。美人菇、杏鮑菇、香菇等都可以換成自己喜愛的。

必備食材	豬里肌肉130g、菇類200g、冬粉20g、洋蔥100g、紅蘿蔔50g。
醬料	香油1匙、醬油1匙、蒜泥1／2匙、少許鹽及胡椒粉。
推薦的配料	菠菜。
可搭配的食材	低鹽醬菜。
建議搭配的飯類	蒟蒻飯。
TIP	多虧有體積的蔬菜，帶來滿滿的飽足感。

▢ EASY
▢ MEDIUM
▢ HARD

40～50min

炒

冷藏保存 2～3天

422KCAL

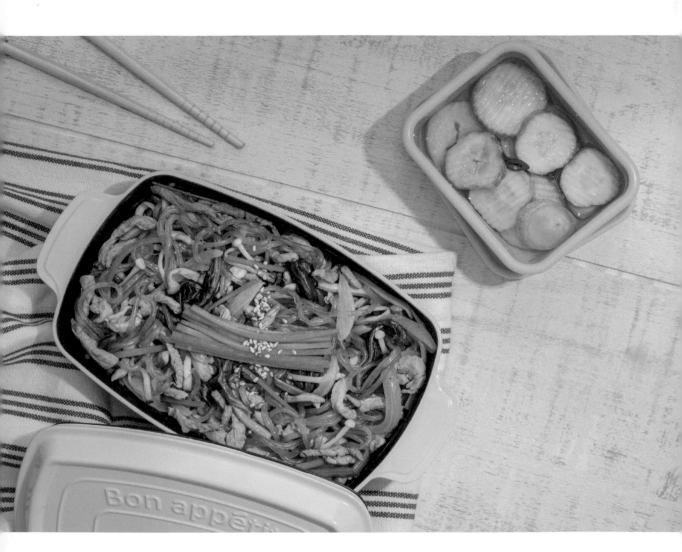

① 將豬里肌切成肉絲，並加入少許的鹽及胡椒粉調味。

② 將菇類與洋蔥切絲備用。

③ 冬粉燙熟後瀝乾備用。
也可用100g的菇類替換成冬粉。

④ 平底鍋裡倒入1／3杯的水，先將紅蘿蔔煮軟。

⑤ 紅蘿蔔約煮至半熟後，再依序放入肉絲、洋蔥、菇類拌炒。

⑥ 所有材料混合攪拌，再加入醬料拌勻即可。

雞柳 | 醬油蒜味雞肉飯糰

32%
碳水化合物

減肥時多多少少會令人想起炸雞。散發出醬油和大蒜調製的醬料香氣的雞肉，請和低碳飯一同食用吧。

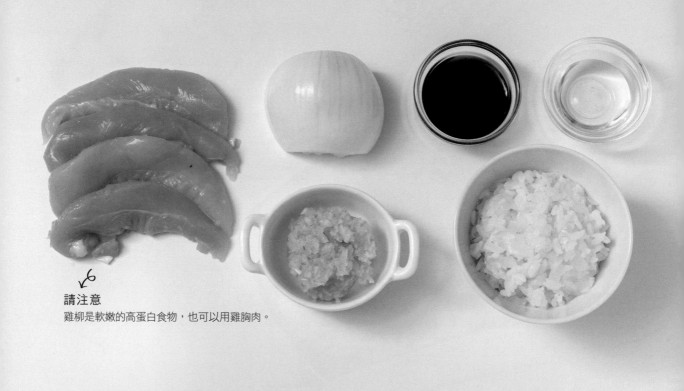

請注意
雞柳是軟嫩的高蛋白食物，也可以用雞胸肉。

必備食材	雞柳150g、洋蔥100g、蔬菜飯100g。
調味料	醬油1／2匙、蒜泥2匙、阿洛酮糖1匙、沙拉油1／2匙。
可搭配的食材	低鹽芝麻葉醬菜、無糖酸黃瓜。
TIP	雞肉先用蒜蓉醬油醃製過，能享受到外面賣的醬油炸雞的味道。

□ EASY
□ MEDIUM
□ HARD

20〜25min

炒

冷凍保存　1週

450KCAL

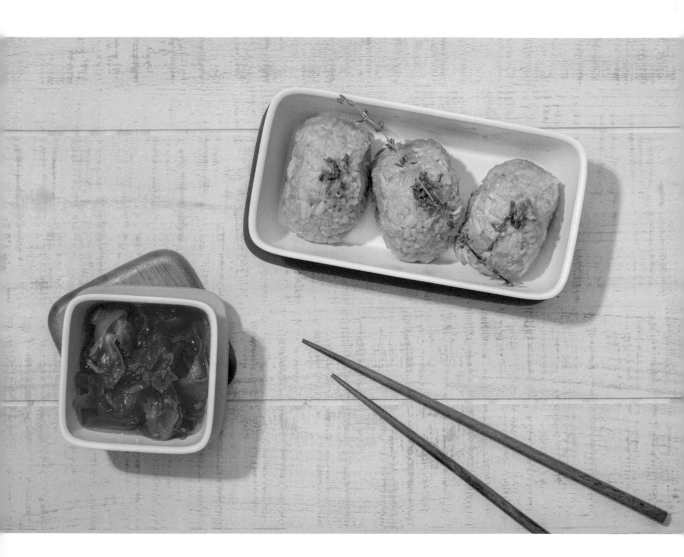

① 將雞柳切塊後與調味料攪拌均勻。
如果有鰹魚醬油，也可替換使用。

② 在平底鍋倒入沙拉油，將雞肉和洋蔥放入翻炒。
炒好的雞肉放入冷藏保存，利於隔天方便使用。

③ 將作法②和飯一起攪拌，捏成飯糰就完成囉。

魷魚 | 魷魚蓋飯

這是在減肥時更會想吃的辛辣料理！和白米飯拌在一起吃，光是想到那香辣彈牙的魷魚蓋飯就口水直流。即便現在是階段性減肥，也能輕鬆享用。

32%
碳水化合物

請注意

魷魚不僅僅是低脂肪、高蛋白食材，
還富含能消除疲勞的牛磺酸，有助恢復體能狀態。

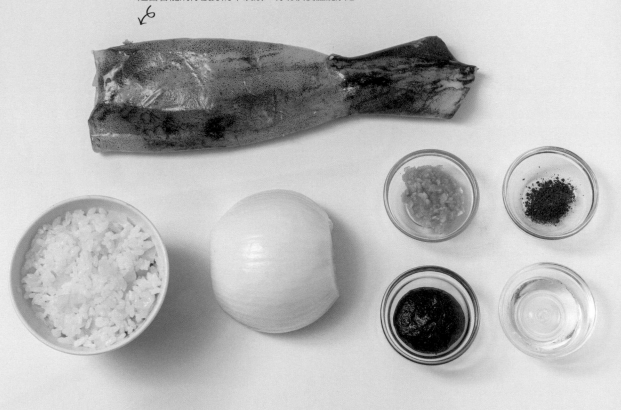

必備食材	魷魚300g、洋蔥100g、蒟蒻飯100g。
調味料	蕃茄辣椒醬1匙、辣椒粉1／2匙、蒜泥1匙、阿洛酮糖1匙、香油1匙。
可搭配的食材	醋醃蒜頭。
TIP	使用蕃茄辣椒醬和阿洛酮糖，能夠減少碳水含量。

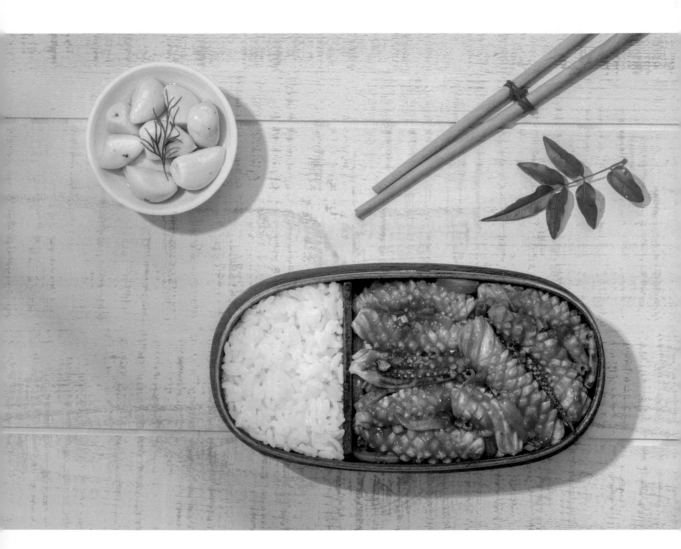

① 將魷魚和洋蔥切成好入口的大小。
洋蔥也可以用高麗菜替代。

② 魷魚和調味料一同混合均勻。
要是無法事先製作醬料，可改用1／2匙的一般辣椒醬。

③ 平底鍋上倒入香油，用中小火拌炒魷魚和洋蔥。

④ 魷魚熟了之後，就能鋪在飯上開動囉。

雞蛋 | 雞蛋豆豆三明治

蛋白質含量很高的黑豆和雞蛋，與鹹香的起司所組成的美味高蛋白三明治。這道食譜隱約能夠滿足喜歡吃麵包的人的心靈吧。

31%
碳水化合物

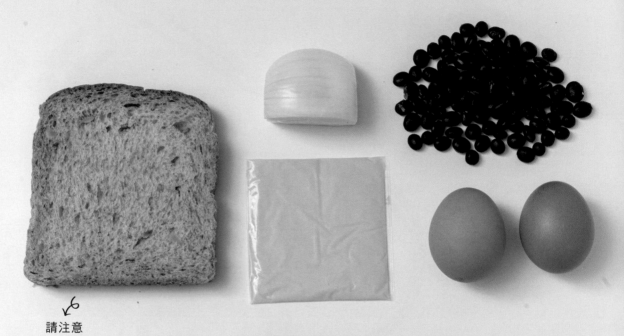

✂ **請注意**
吐司以黑麥、全麥為佳。和白麵包相比，全麥、黑麥麵包有豐富的維他命、礦物質及膳食纖維。

必備食材	雞蛋2顆、黑豆40g、洋蔥50g、起司片1片、吐司1片 (35g)。
推薦的配料	無糖酸黃瓜。
TIP	放入切達起司會有鹹鹹香濃的氣味。

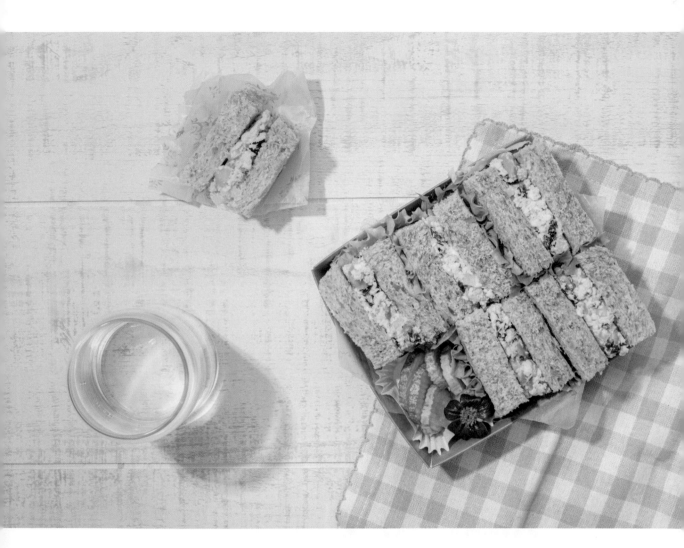

① 雞蛋和黑豆分別放入鹽水中煮熟。
黑豆煮熟的時間比想像中還要長，需要煮15分鐘以上。前一天先泡水也是個不錯的方法。

② 洋蔥切碎，用鹽巴和胡椒粉調味。

③ 將黑豆、雞蛋、起司一起搗碎，再加入洋蔥末混和均勻。
三明治餡料可以放冷藏保存2～3天。

④ 將餡料放在吐司上即完成。

選擇晚餐

選擇第1週晚餐菜單之前，務必要知道的「常識小百科」！

Q 下列何種菇類的蛋白質含量最高？

① 木耳
② 香菇
③ 金針菇
④ 杏鮑菇
⑤ 美人菇

A 香菇

生香菇每100g就有4.4g的蛋白質，接著排名順位分別是杏鮑菇（3g）、美人菇（2.7g）、金針菇（0.6g）。所以在低碳高蛋白菜單中可以多多利用香菇和杏鮑菇。香菇是蔬食中維他命D含量屬高的，對在意骨骼健康的人來說是項很好的食物。

各種狀況的晚餐應對食譜

1. 雖然要多花點時間，不過好吃比較重要。
   ① 醬滷香菇雞胸肉　② 叉燒蓋飯　③ 海鮮炒烏龍　④ 高麗菜千層麵

2. 想要蛋白質多多。
   ① 醬滷香菇雞胸肉　② 叉燒蓋飯　③ 海鮮炒烏龍　④ 高麗菜千層麵

3. 只想一次大量製作備用。
   ① 醬滷香菇雞胸肉　② 叉燒蓋飯　③ 海鮮炒烏龍　④ 高麗菜千層麵

選項1. 做一次可以吃很久的「儲存餐」

醬滷香菇雞胸肉 p.186

主材料	雞胸肉	營養成分	470kcal
所需時間	30～40分鐘		碳水化合物30g
料理方式	滷		脂肪18g
			蛋白質50g
預定食材費用	約NT$90		鈉600mg
			膳食纖維4g

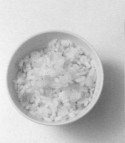
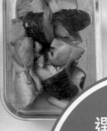

選項2. 份量豐盛的「大食客餐」

叉燒蓋飯 p.188

主材料	前豬腿肉	營養成分	451kcal
	（又稱梅花肉）		碳水化合物35g
			脂肪16g
所需時間	40～50分鐘		蛋白質42g
料理方式	烤、煮		鈉580mg
			膳食纖維2g
預定食材費用	約NT$90		

**選出自己
想吃的
第1週晚餐**

選項3. 美味地享受一餐的「豐盛餐」

海鮮炒烏龍 p.190

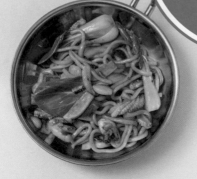
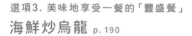

主材料	魷魚	營養成分	470kcal
所需時間	30分鐘		碳水化合物38g
料理方式	炒		脂肪18g
			蛋白質41g
預定食材費用	約NT$80		鈉950mg
			膳食纖維9.4g

選項4. 重現義大利麵味道的「美食家餐」

高麗菜千層麵 p.192

主材料	高麗菜	營養成分	436kcal
所需時間	20～30分鐘		碳水化合物24g
料理方式	烤箱料理		脂肪20g
			蛋白質40g
預定食材費用	約NT$105		鈉480mg
			膳食纖維7.2g

雞胸肉 ｜ 醬滷香菇雞胸肉

事先做好可以久放當配飯小菜,且味道好也方便料理。這是一道不管是誰都會喜歡的大眾美食,和全家一同美味地享用吧。

25%
碳水化合物

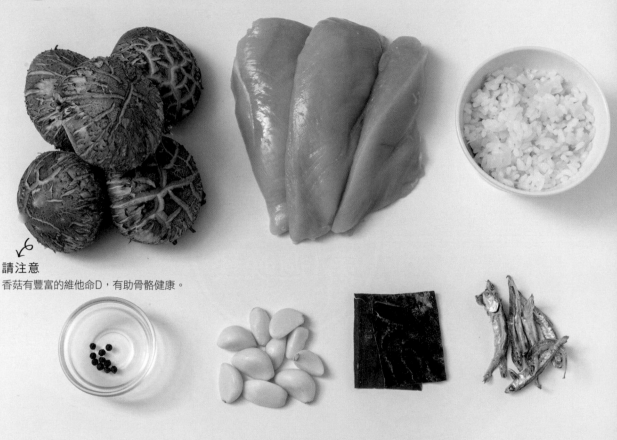

請注意
香菇有豐富的維他命D,有助骨骼健康。

必備食材	雞胸肉200g、香菇120g、蒜頭3顆(10g)、蔬菜飯100g。
高湯用食材	水5杯、鯷魚1撮、手掌大小的昆布、胡椒粒5顆。
調味料	食用油1匙、少許鹽、香油1匙、醬油2匙(20g)、阿洛酮糖2匙(20g)。
可搭配的食材	低鹽白泡菜。
TIP	香菇特有的香氣滲透到雞胸肉裡,讓減肥變得更享受。

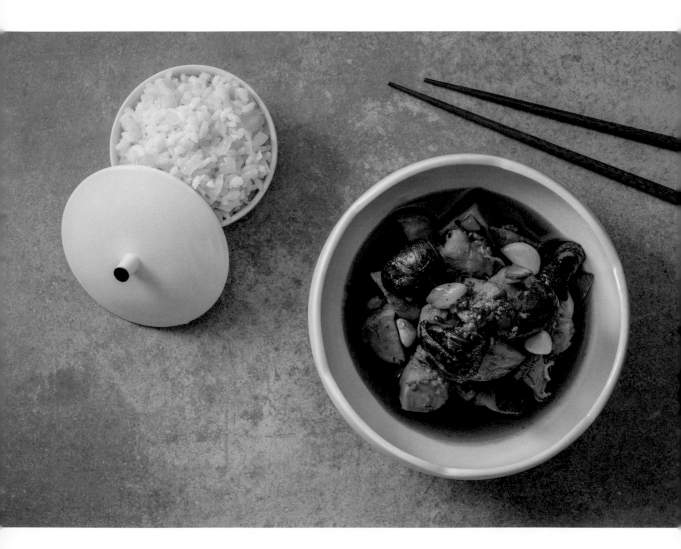

① 將高湯用的材料放進鍋子裡煮10分鐘。
鰻魚請去除內臟再使用，要是沒有這些材料，也可以用清水。

② 將鰻魚等食材撈起來後，加入醬油、阿洛酮糖、蒜頭、雞胸肉、香菇煮開。
水量如果太少，請再加到可淹蓋過雞胸肉的水量。

③ 雞胸肉全熟了，即可加入香油，盛裝到容器中放涼。

④ 和蔬菜飯一起食用。

豬肉 | 叉燒蓋飯

這道是用脂肪含量少的豬前腿肉菜單。由於1份的份量充足,不用擔心會餓肚子。

31%
碳水化合物

請注意
豬前腿肉脂肪含量少,是很好的高蛋白食材。

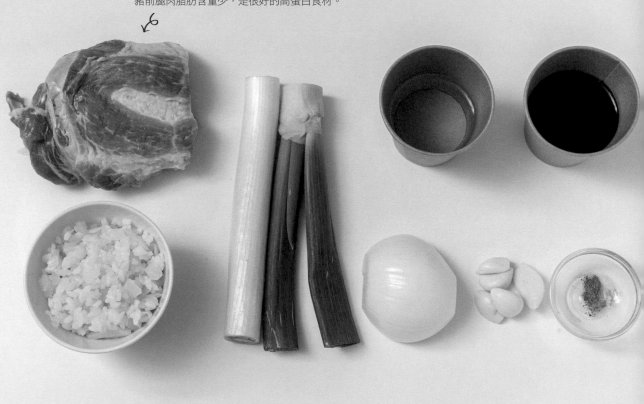

必備食材	豬前腿肉(前肢)200g、洋蔥50g、大蔥1/2根、蒜頭3顆(10g)、蔬菜飯150g。
調味料	醬油3匙(30g)、阿洛酮糖(30g)、胡椒粉少許、沙拉油1匙。
推薦的配料	昆布、柴魚。
可搭配的食材	醋醃蒜頭。
TIP	豬前腿肉整塊浸在醬油裡滷,脂肪雖少也可以很軟嫩。

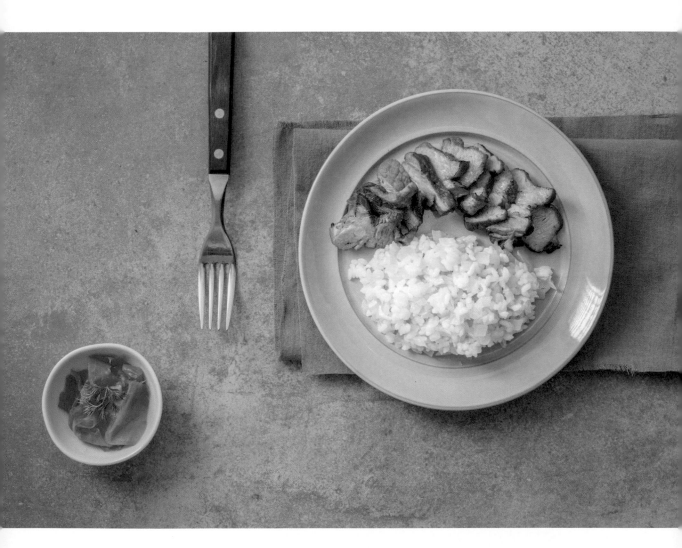

① 在平底鍋裡倒入沙拉油，將豬肉切成厚厚的一大塊，並用大火煎。
如果有預先做生蔥油，也可代替沙拉油使用。

② 表面煎至焦香時關火，將肉放進鍋子裡。

③ 洋蔥、大蔥、蒜頭和調味料全都放進鍋子裡，並倒入可淹蓋豬肉的水量。
如果用鰹魚醬油味道會更棒，加入的昆布或柴魚在熬煮完後撈起。

④ 煮至水位一半以下，除了豬肉，請將其他材料撈出。

⑤ 和蔬菜飯一起享用。

魷魚 | 海鮮炒烏龍

低碳菜單中禁忌食物──麵，烏龍麵也不例外。但改用滿滿的菇類來代替麵條的份量，就可以放心享受。

32%
碳水化合物

請注意
魷魚的皮不要弄破。

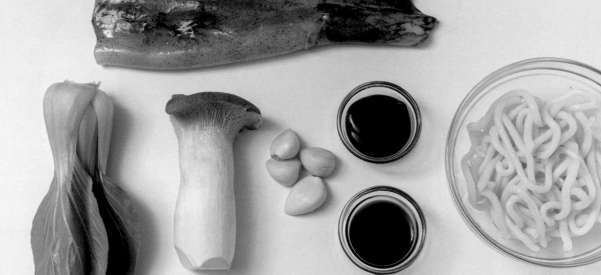

必備食材	烏龍麵60g、杏鮑菇200g、青江菜100g、蒜頭4顆（20g）、魷魚150g。
調味料	蠔油1／2匙、醬油1匙、沙拉油1／2匙。
推薦的配料	乾紅辣椒。
TIP	加了菇類，可以嚐到不同以往的麵類料理風味，香氣更濃厚。

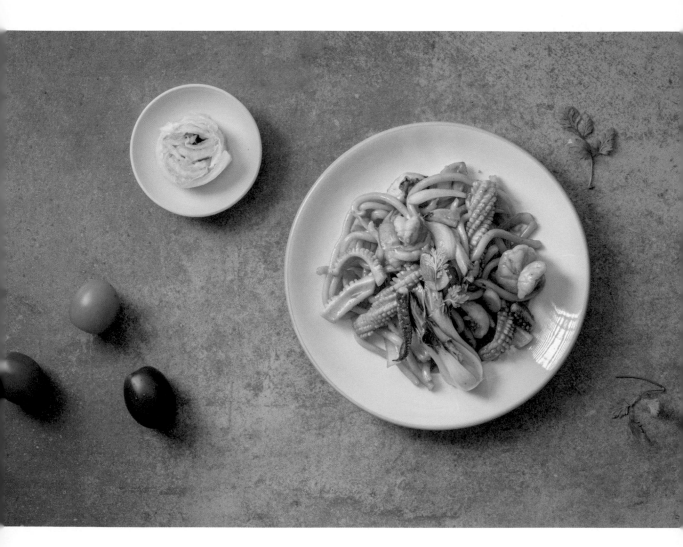

① 烏龍麵在滾水中煮1～2分鐘後撈出。

② 在平底鍋裡倒入沙拉油，放入蒜片爆香。
可以使用事先做好的辣油。

③ 蒜片變成褐色後，放入魷魚拌炒。
加入其他蝦仁或蛤蜊等海鮮料也很不錯。

④ 接著加入杏鮑菇、青江菜，翻炒約1～2分鐘後，再放入烏龍麵和調味料一同拌炒。
也可以加金針菇；青江菜可以用菠菜或洋蔥替代。

高麗菜 | 高麗菜千層麵

用高麗菜取代義大利麵所製成的千層麵，執行低碳菜單也能享用。碳水量大幅減少，還可以品嚐到義式肉醬和莫札瑞拉起司的組合。

22%
碳水化合物

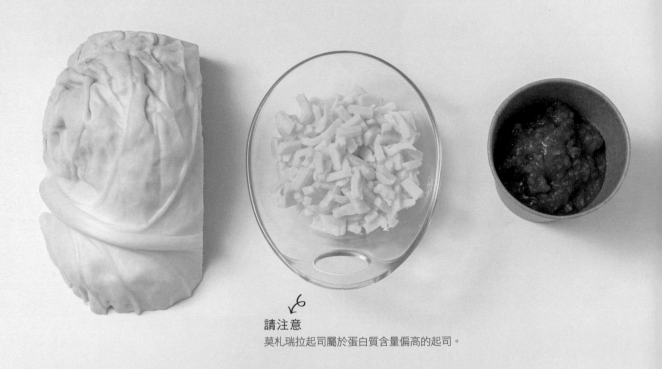

請注意
莫札瑞拉起司屬於蛋白質含量偏高的起司。

必備食材	高麗菜300g、莫札瑞拉起司50g。
調味料	義式肉醬1杯（200g）。
可搭配的食材	無糖酸黃瓜。
TIP	用高麗菜做成的千層麵，比一般的口感更加柔軟濕潤。

▫ EASY
▫ MEDIUM
▫ HARD

20～30min

烤箱料裡

冷藏保存　2～3天

451KCAL

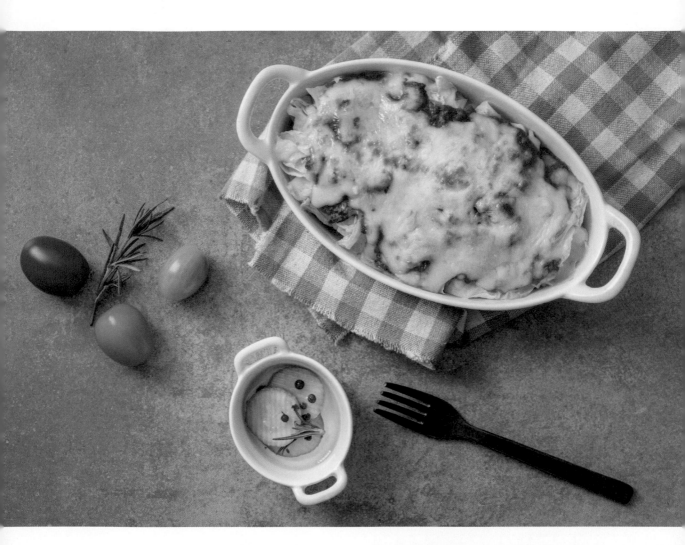

① 高麗菜切成手掌大小的一半，放入滾水汆燙2分鐘。

② 在烤箱用器皿裡依高麗菜、義式肉醬、高麗菜、義式肉醬的順序層層疊起。

③ 最後鋪上莫札瑞拉起司，放進180度預熱烤箱中烤10～15分鐘。
沒有烤箱也可以放進微波爐加熱2～3分鐘。

第2週

養成料理習慣的低碳高蛋白

一天攝取	**1,200kcal**
減重目標	**-1.5kg**
核心目標	享受下廚，養成料理習慣。

Check List

	沒錯	有一點	沒有消化問題
1. 不太好消化	◯ 沒錯	◯ 有一點	◯ 沒有消化問題
2. 下廚好麻煩也好累	◯ 好累	◯ 還行	◯ 感到愉快
3. 經常想吃點心	◯ 已吃	◯ 還可以忍受	◯ 不想吃

1　蛋白質含量高的菜單，對平時消化不太好的人而言，可能會引起脹氣的問題。蛋白質相較於碳水化合物或是脂肪來說，組織較結實且消化過程繁雜。特別像是胃酸分泌過少，或是平時吃飯有喝水習慣的人，一定會更有感。解決方式就是攝取1～2塊有助於蛋白質消化的奇異果或鳳梨，用餐途中或是飯後吃，然後在吃飯的前、中、後30分鐘以內請不要喝水。如果吃飽就躺著，或是穿著太緊身的衣服都會使症狀惡化，還請多加注意。

2　有些人可能會覺得每天下廚不是一件容易的事。也可試著早餐採用無需料理的簡易餐，中餐或晚餐製作可一次性大量備餐就能吃個2、3次的菜單。雖然可能連續幾天的菜單都相同，但一週左右吃重複的菜單並無太大的問題。雖然下廚麻煩，但可以試著在料理時放音樂、招待朋友來家裡用餐、或是將完成的料理拍照上傳到社群等，都是不錯的方法。

3　你知道甜食有許多都屬於單醣的碳水化合物嗎？所以在執行低碳菜單時必須要避免。但如果嘴饞難受的話，請參考此書介紹的零食（P.167）。忙碌時，購買市面上販售的蒟蒻果凍或是無糖低碳零食也是不錯的選擇。如果不知道該購買什麼好的話，可以參照P.167中推薦的低碳高蛋白零食清單。零食一天的熱量別超過200kcal，請別忘記囉！

制訂我的第2週菜單

若食譜中有不易取得的食材，像章魚拌麵的章魚，請別擔心和放棄，建議試著做做看。我也會告訴你能夠替換的材料，請先確認好需要方便攜帶的食物。

☞ 本週專家的推薦菜單

我設計了一套不用經常下廚的菜單，午餐的涼拌雞胸肉做一次就可以吃個好幾天，類似的菜單有2～3種。如果是不喜歡料理時間長，也不想連續吃相同菜單的話，不見得要根據這份菜單。而且週末也有加入自由餐，若這一週菜單執行起來感到辛苦且肚子餓，那麼請選擇含有少量碳水化合物的菜單增添飽足感。在食用自由餐時請務必參照P.28的建議事項。如果這一週執行起來還不會太累，或是有不可抗拒的約會而吃了自由餐，那麼週末就要按照低碳食譜繼續進行囉。

	MON	TUE	WED	THR	FRI	SAT	SUN
BREAKFAST	簡易餐1	簡易餐2	簡易餐1	簡易餐2	莓果黑豆優格奶昔	簡易餐1	鮮蝦沙拉
LUNCH	鮪魚豆腐雞蛋飯	涼拌雞胸肉	涼拌雞胸肉	蕃茄起司歐姆蛋	涼拌雞胸肉	自由餐	牛肉飯捲
DINNER	豆腐雞排炒飯	豆腐雞排炒飯	鮮蝦蕈菇義大利麵	豆腐雞排炒飯	章魚拌麵	焗烤豆腐	焗烤豆腐

////////是需要當天下廚的料理

☞ 遵照推薦菜單當週準備事項

SUN	製作7份低碳米飯	
MON	製作鮪魚豆腐雞蛋飯	製作2份豆腐雞排炒飯
TUE	製作3份涼拌雞胸肉	
WED	製作鮮蝦蕈菇義大利麵	
THR	製作蕃茄起司歐姆蛋	
FRI	製作莓果黑豆優格奶昔	製作章魚拌麵
SAT	製作2份焗烤豆腐	
SUN	製作鮮蝦沙拉	製作牛肉飯捲

選擇早餐

選擇第2週早餐菜單之前，務必要知道的「常識小百科」!

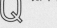 如不攝取肉類、海鮮、肉製品等動物性蛋白質，將會缺乏下列何種維生素?

① 維他命C

② 維他命K

③ 維他命B_{12}

④ 鈣

⑤ 葉酸

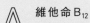 維他命B_{12}

維他命B_{12}是紅血球生成所需的營養素來源，素食者（vegan）很容易缺乏。因此長期吃素容易有貧血症狀。所以，攝取適當的動物性食物對健康管理也是很重要的!

各種狀況的早餐應對食譜

1. 排便不順。

① 鮮蝦沙拉　② 莓果黑豆優格奶昔　③ 簡易餐1　④ 簡易餐2

2. 想攝取蛋白質含量高的食物。

① 鮮蝦沙拉　② 莓果黑豆優格奶昔　③ 簡易餐1　④ 簡易餐2

3. 能夠方便攜帶的食物。

① 鮮蝦沙拉　② 莓果黑豆優格奶昔　③ 簡易餐1　④ 簡易餐2

選項1. 蛋白質豐富的「高蛋白餐」

鮮蝦沙拉 p.198

主材料	蝦仁	營養成分	**296kcal**
所需時間	10～15分鐘		碳水化合物13g
料理方式	炒		脂肪10g 蛋白質37g
預定食材費用	約NT$115		鈉310mg 膳食纖維5.3g

選項2. 早晨輕盈的「乳酸菌餐」

莓果黑豆優格奶昔 p.199

主材料	黑豆、藍莓	營養成分	**298kcal**
所需時間	15～10分鐘		碳水化合物24g
料理方式	攪打		脂肪13g 蛋白質21g
預定食材費用	約NT$50		鈉140mg 膳食纖維7.7g

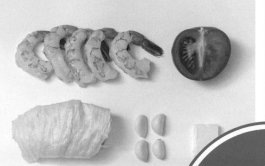

選出自己
想吃的
第2週早餐

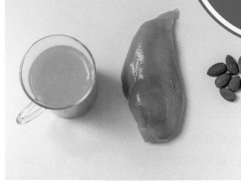 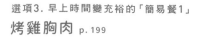 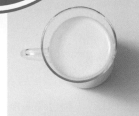 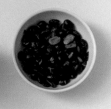

選項3. 早上時間變充裕的「簡易餐1」

烤雞胸肉 p.199

主材料	雞胸肉	營養成分	**294kcal**
所需時間	5分鐘以內		碳水化合物22g
料理方式	煎烤		脂肪9g 蛋白質32g
預定食材費用	約NT$80		鈉59mg 膳食纖維2g

選項4. 早上時間變充裕的「簡易餐2」

黑豆牛奶 p.199

主材料	黑豆	營養成分	**304kcal**
所需時間	5分鐘以內		碳水化合物22g
料理方式	無		脂肪13g 蛋白質23g
預定食材費用	約NT$50		鈉74mg 膳食纖維7.8g

鮮蝦沙拉

Q彈口感的蝦肉用奶油煎熟後鋪在沙拉上，搭配新鮮的蕃茄一起入口，讓你絕對不會想吃外面市售的沙拉。

材料
蝦仁150g（5～7隻）
萵苣150 g
蕃茄100g
蒜頭4顆（20g）
奶油10g

調味料
鹽、胡椒粉少許

可搭配的食材
墨西哥辣椒、洋蔥、甜椒

TIP
如果有事先做好的辣油，也可以代替奶油加入1匙。

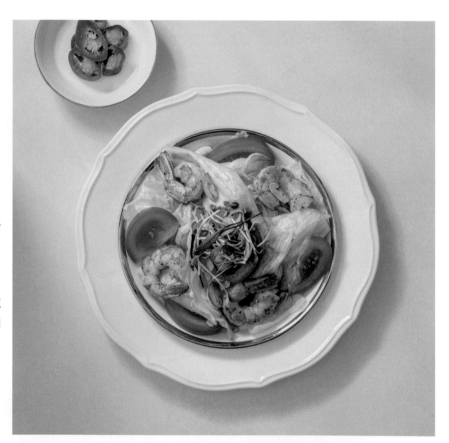

① 蝦仁洗淨後，用鹽及胡椒粉調味。

② 將平底鍋加熱融化奶油，放入蒜頭炒至褐色，接著放入蝦仁拌炒。

③ 萵苣與蕃茄切成好入口的大小裝在盤子裡，隨後再鋪上炒熟的蝦仁和蒜頭，就可以食用囉。

NOTE 不需要另外加沙拉醬，蝦仁已有用鹽事先調味。

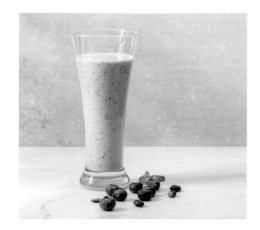

莓果黑豆優格奶昔

藍莓、黑豆全都是含有豐富的抗氧化物質——青花素。而且黑豆裡富含的寡糖是優格裡乳酸菌最愛的食物。

材料 黑豆30g、藍莓50g、無糖優格200 ml。
優格請購買固體狀，而不是優酪乳。

① 　黑豆請先水煮15分鐘。

　　　也可以前一天晚上先泡水，煮熟之後分成小份冷凍保存，隔天可縮短料理時間。

② 　將黑豆、藍莓、優格全放進果汁機裡攪打。

　　　冷凍藍莓的CP值較高。

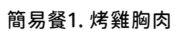

簡易餐1. 烤雞胸肉

雞胸肉含有豐富的必須維生素——葉酸，和柳橙汁以及杏仁所組成的早餐。

材料 雞胸肉120g、柳橙汁200ml、杏仁7顆（14g）、鹽巴和胡椒粉少許。

① 　雞胸肉用鹽和胡椒調味後，可依據個人喜好煎烤或水煮。

② 　和柳橙汁、杏仁一同食用。

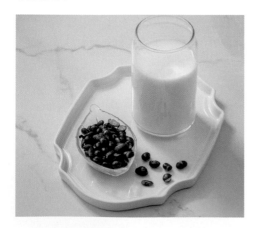

簡易餐2. 黑豆牛奶

這是黑豆配牛奶的早餐，這兩種食物的共通點是都含有很高的鈣和蛋白質。帶著骨頭和肌肉會變強壯的心情，開心飲用吧！

材料 炒過的黑豆30g、牛奶200 ml。

① 　炒過的黑豆配著牛奶吃。

NOTE 建議可以購買網路上販售小包裝30g的黑豆比較方便。不可以使用黑豆以外的豆類，因為雪蓮或是其他豆類大多蛋白質含量低，碳水含量高。

低碳高蛋白第2週

選擇中餐

選擇第2週中餐菜單之前，務必要知道的「常識小百科」！

Q 下列何種症狀在執行高蛋白菜單最需要注意？

① 痛風
② 胃食道逆流
③ 腸炎
④ 糖尿病
⑤ 高血脂

A 痛風
痛風形成的原因是因為尿酸無法排出堆積在體內，代表症狀是關節處會感受到如針在扎的疼痛感。如果懷疑有痛風時，必須注意蛋白質的攝取量，因為含有普林的食物會製造尿酸，其中以魚肉類最多。因此，曾有過痛風、或是家族中有痛風病史的話，請中止高蛋白菜單。

各種狀況的中餐應對食譜

1. 有適合帶便當的料理嗎？
① 鮪魚豆腐雞蛋飯 ② 蕃茄起司歐姆蛋 ③ 涼拌雞胸肉 ④ 牛肉飯捲

2. 好消化的菜單。
① 鮪魚豆腐雞蛋飯 ② 蕃茄起司歐姆蛋 ③ 涼拌雞胸肉 ④ 牛肉飯捲

3. 能夠快速完成的料理。
① 鮪魚豆腐雞蛋飯 ② 蕃茄起司歐姆蛋 ③ 涼拌雞胸肉 ④ 牛肉飯捲

選項1. 好消化的「腸胃舒適餐」

鮪魚豆腐雞蛋飯 p.202

主材料	鮪魚	營養成分	430kcal
所需時間	15〜20分鐘		碳水化合物29g
料理方式	水煮		脂肪18g
			蛋白質38g
預定食材費用	約NT$65		鈉800mg
			膳食纖維5g

選項2. 快速完成豐富的一餐的「迅速餐」

蕃茄起司歐姆蛋 p.204

主材料	蕃茄	營養成分	442kcal
所需時間	15〜20分鐘		碳水化合物16g
料理方式	炒		脂肪23g
			蛋白質42g
預定食材費用	約NT$65		鈉650mg
			膳食纖維3.4g

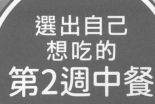

選出自己
想吃的
第2週中餐

選項3. 適合帶便當的「便當餐1」

涼拌雞胸肉 p.206

主材料	雞肉	營養成分	456kcal
所需時間	30〜40分鐘		碳水化合物34g
料理方式	水煮、涼拌		脂肪13g
			蛋白質48g
預定食材費用	約NT$80		鈉300mg
			膳食纖維7g

選項4. 適合帶便當的「便當餐2」

牛肉飯捲 p.208

主材料	牛肉	營養成分	440kcal
所需時間	40〜50分鐘		碳水化合物35g
料理方式	炒、捲		脂肪16g
			蛋白質39g
預定食材費用	約NT$80		鈉844mg
			膳食纖維5g

鮪魚 | 鮪魚豆腐雞蛋飯

這是一道含有鮪魚、豆腐、雞蛋的蛋白質菜單。菜單內包含各樣蛋白質的供給源,滿足所需的氨基酸,能夠攝取到均衡的蛋白質。

27%
碳水化合物

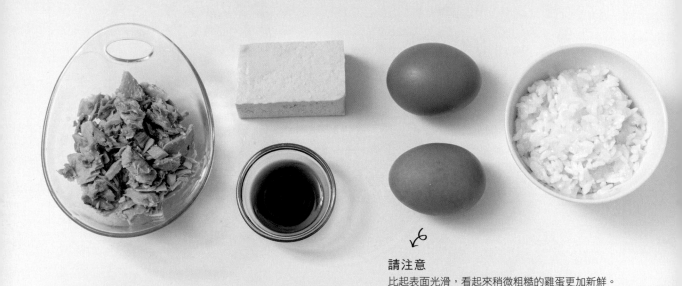

請注意
比起表面光滑,看起來稍微粗糙的雞蛋更加新鮮。

必備食材	豆腐100g、雞蛋2顆、鮪魚70g、蒟蒻飯100g。
調味料	醬油1匙、香油1/2匙。
可搭配的食材	醋醃蒜頭、低鹽白泡菜。
TIP	在熟悉的雞蛋醬油飯中加入鮪魚,一道更加美味的料理就此誕生囉。

▫ EASY
▫ MEDIUM
▫ HARD

10～15min

水煮

冷藏保存
當日食用完畢

440KCAL

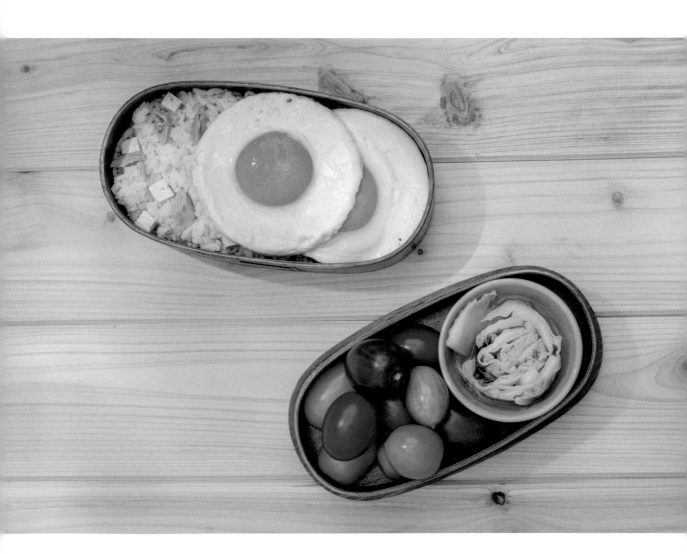

① 豆腐在滾水中汆燙2～3分鐘。
請準備結實有彈性的煎烤用豆腐。

② 荷包蛋備用。

③ 豆腐、鮪魚、蒟蒻飯、醬油、香油全部均勻攪拌後，即可享用。
請將鮪魚原有的油瀝乾。

蕃茄

蕃茄起司歐姆蛋

蕃茄和雞蛋拌炒後,將莫札瑞拉起司鋪在上頭,就完成了這道料理。有滿滿的雞蛋和起司,吃起來很有飽足感。

15%
碳水化合物

請注意
如果不喜歡蕃茄的酸味,可以挑選稍微熟一點的蕃茄。

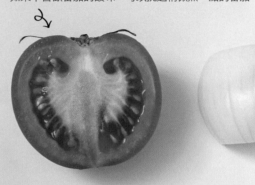

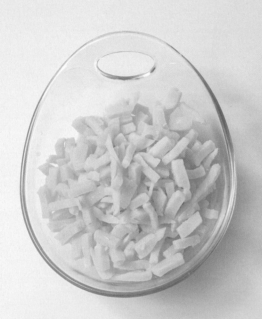

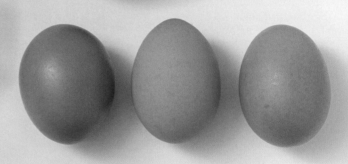

必備食材	雞蛋3顆、蕃茄100g、洋蔥50g、莫札瑞拉起司80g。
調味料	鹽、胡椒粉少許。
推薦的配料	大蔥。
可搭配的食材	無糖酸黃瓜。
建議搭配的飯類	蔬菜飯。
TIP	起司和雞蛋的組合不管何時都很搭!再加入蕃茄,讓營養價值更加提升。

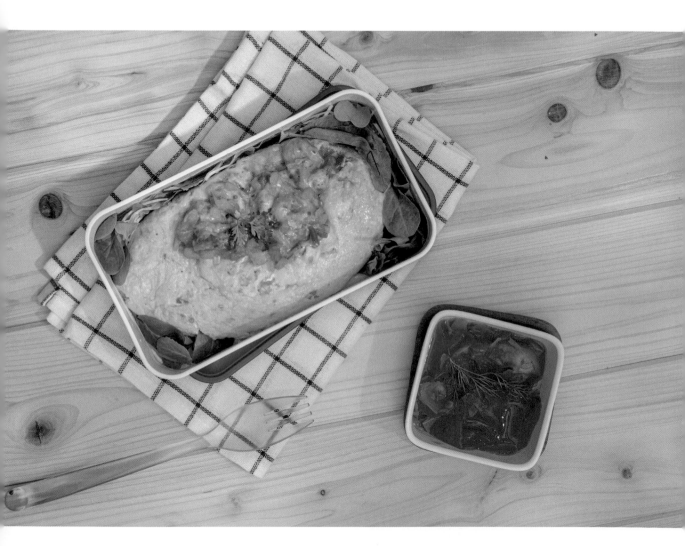

① 在平底鍋倒入少量的水，將蕃茄塊和洋蔥塊倒入拌炒。
這是不使用油的煮法。

② 在碗裡打入雞蛋，加點鹽、胡椒粉調味。

③ 將雞蛋倒入平底鍋混合翻炒。

④ 雞蛋快熟的時候，撒上起司後轉小火使之融化。
也可以加入起司片和莫札瑞拉起司各半。

⑤ 在起司融化到鍋底前關火，盛盤即可享用。

雞肉 | 涼拌雞胸肉

這是使用美乃滋和芥末調製的醬料,做成嗆辣香濃的涼拌料理。因為這是冷食,所以可以一次大量做起來冷藏保存,方便下次食用。

30%
碳水化合物

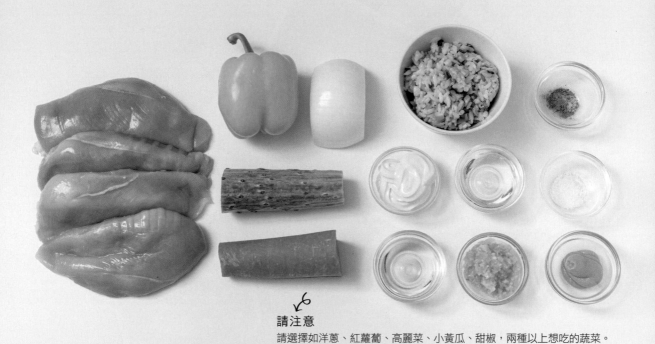

請注意
請選擇如洋蔥、紅蘿蔔、高麗菜、小黃瓜、甜椒,兩種以上想吃的蔬菜。

必備食材	雞肉200g、蔬菜150g、蕈菇飯100g。
醬料	醋1匙、美乃滋1匙、蒜泥1／2匙、芥末醬1／2匙、阿洛酮糖1匙、鹽和胡椒粉少許。
推薦的配料	芝麻粒。
TIP	芥末和醋的組合,光想到就口水直流吧! 盡情享用這道清爽有嚼勁、嗆辣且獨一無二的料理。

- EASY
- MEDIUM
- HARD

30～40min

水煮、涼拌

冷藏保存　4～5天

456KCAL

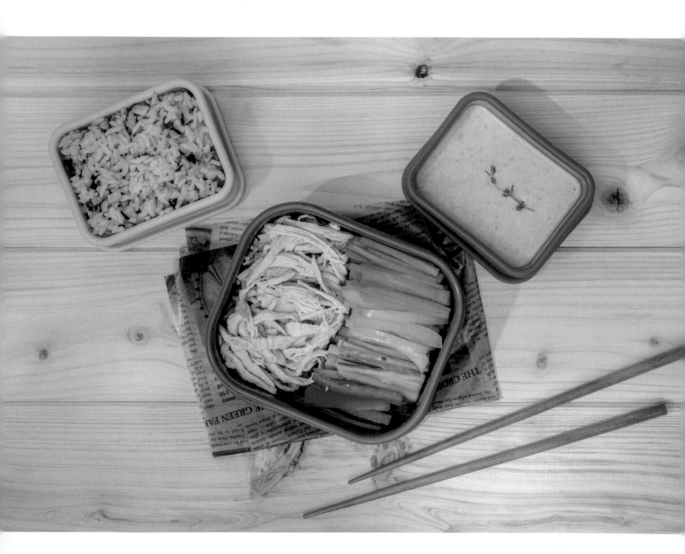

① 醬料一併倒入混合攪拌。

② 將雞胸肉放入滾水中汆燙，煮熟後冷卻撥絲備用。

③ 蔬菜請切絲備用。

④ 所有材料準備好後，倒在一個容器裡均勻混和卽完成。

牛肉 | 牛肉飯捲

沒有飯的飯捲竟然可以這麼好吃？大量的牛肉和炒紅蘿蔔，與香氣撲鼻的滷牛蒡捲在一起，就算是低碳菜單也不令人感到空虛的飯捲。

32%
碳水化合物

請注意
牛肉請準備牛臀肉或是牛臀上蓋脂肪較少的部位。

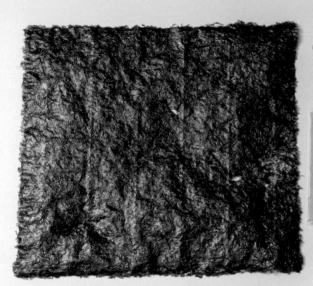

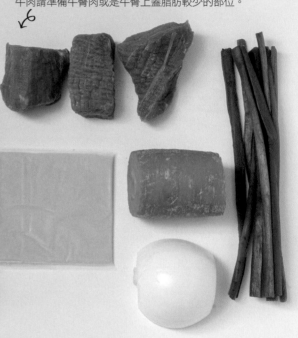

必備食材	牛肉120g、紅蘿蔔120g、洋蔥120g、滷牛蒡50g、飯捲用海苔1片、起司片1片。
調味料	沙拉油1／2匙、鹽和胡椒粉少許。
推薦的配料	花生醬肉燥、芝麻葉、青辣椒。
可搭配的食材	醋醃嫩薑、低鹽白泡菜。
TIP	牛蒡是你意想不到的美味核心食材，一定要放喔。

□ EASY
■ MEDIUM
□ HARD

40～50min

炒、捲

冷藏保存
當天食用完畢

440KCAL

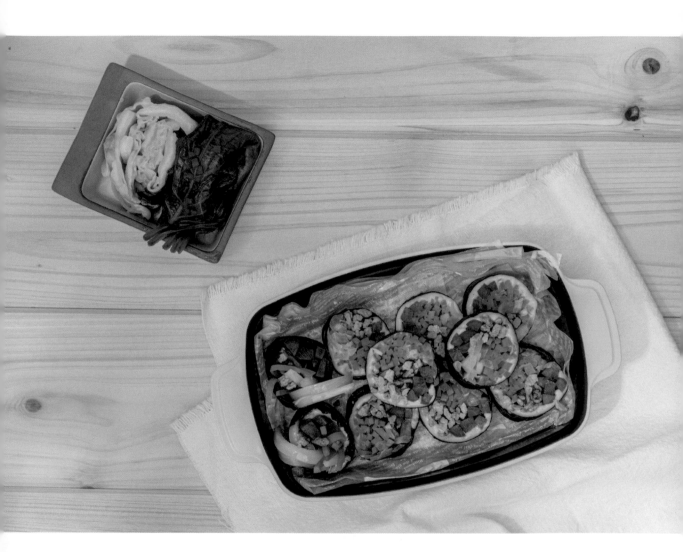

① 將紅蘿蔔、牛肉、洋蔥切絲，牛肉用鹽和胡椒粉稍微調味。
② 在平底鍋裡倒入一些水，先放入紅蘿蔔翻炒。
③ 紅蘿蔔熟了後，再放入洋蔥一起拌炒至呈褐色。
④ 平底鍋裡加入沙拉油，放入牛肉翻炒。
⑤ 將起司片對切爲二，放在海苔上面。
⑥ 接著放上紅蘿蔔、洋蔥、牛蒡和牛肉，捲起來即可。
滷牛蒡也可以購買市售飯捲用的牛蒡。

選擇晚餐

選擇第2週晚餐菜單之前，務必要知道的「常識小百科」！

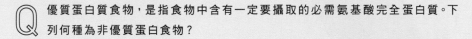 優質蛋白質食物，是指食物中含有一定要攝取的必需氨基酸完全蛋白質。下列何種為非優質蛋白食物？

- ① 起司
- ② 蝦子
- ③ 雞蛋
- ④ 豆類
- ⑤ 大章魚

 豆類

豆子雖以蛋白質食物聞名，但大部分的豆類是不含必需氨基酸中的某些成份。因此在食用豆類時，必須一同攝取乳製品、肉類、魚類來補足必需胺基酸。

各種狀況的晚餐應對食譜

1. 和孩子一起吃飯。
① 豆腐雞排炒飯 ② 鮮蝦蕈菇義大利麵 ③ 章魚拌麵 **④ 焗烤豆腐**

2. 想吃辛辣的料理。
① 豆腐雞排炒飯 ② 鮮蝦蕈菇義大利麵 **③ 章魚拌麵** ④ 焗烤豆腐

3. 愛吃麵類。
① 豆腐雞排炒飯 **② 鮮蝦蕈菇義大利麵** **③ 章魚拌麵** ④ 焗烤豆腐

選項1. 辛辣美味的「辛辣餐1」

豆腐雞排炒飯 p.212

主材料	雞胸肉	營養成分	489kcal
所需時間	20～30分鐘		碳水化合物33g
料理方式	炒		脂肪21g
			蛋白質42g
預定食材費用	約NT$80		鈉580mg
			膳食纖維6g

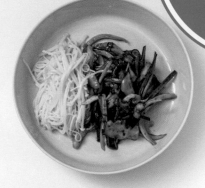

選項3. 辛辣美味的「辛辣餐2」

章魚拌麵 p.216

主材料	大章魚	營養成分	440kcal
所需時間	30～40分鐘		碳水化合物39g
料理方式	水煮		脂肪15g
			蛋白質40g
預定食材費用	約NT$180		鈉800mg
			膳食纖維8.2g

選項2. 媲美餐廳等級的「高級美食餐」

鮮蝦蕈菇義大利麵 p.214

主材料	蝦子	營養成分	460kcal
所需時間	20～30分鐘		碳水化合物21g
料理方式	炒		脂肪17g
			蛋白質56g
預定食材費用	約NT$130		鈉550mg
			膳食纖維12g

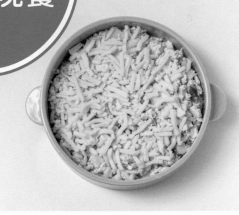

選項4. 孩子也愛吃的「歡樂餐」

焗烤豆腐 p.218

主材料	豆腐	營養成分	462kcal
所需時間	30～40分鐘		碳水化合物20g
料理方式	水煮、烤箱		脂肪23g
			蛋白質42g
預定食材費用	約NT$90		鈉540mg
			膳食纖維7g

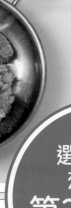

選出自己
想吃的
第2週晚餐

雞胸肉 | 豆腐雞排炒飯

減少飯量而用豆腐增加份量，就能做出香醇清淡又美味的低碳炒飯。要是
這裡面再加上辣炒雞排！就是好吃到停不下來的味道啦！

28%
碳水化合物

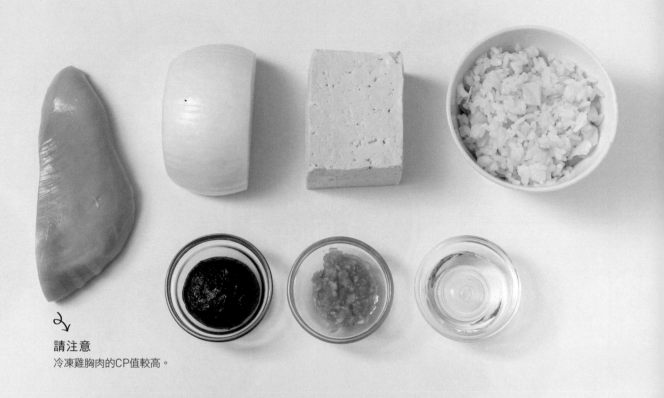

請注意
冷凍雞胸肉的CP值較高。

必備食材	雞胸肉130g、洋蔥100g、豆腐100g、蔬菜飯100g。
醬料	辣椒蕃茄醬1匙、阿洛酮糖1匙、蒜泥1匙、沙拉油1.5匙。
TIP	用大量的豆腐取代飯，口感香濃軟嫩。

□ EASY
□ **MEDIUM**
□ HARD

20～30min

炒

冷藏保存　3～4天

489KCAL

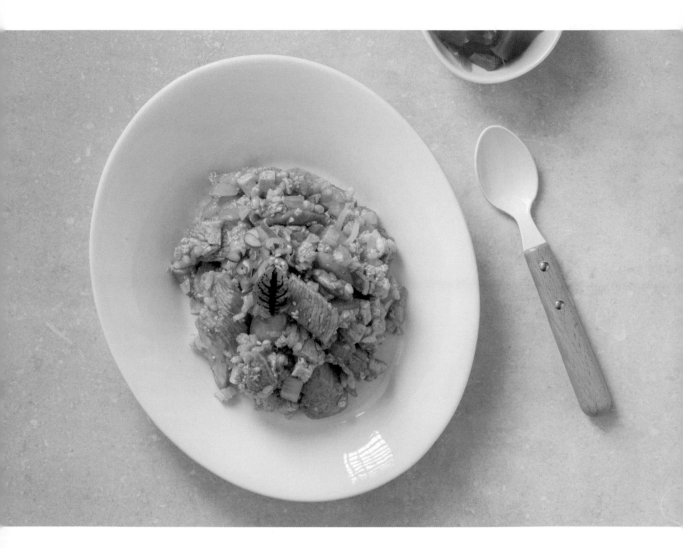

① 雞胸肉切成好入口的大小和醬料攪拌均勻。
　　如果無法事先做好蕃茄辣椒醬，請用一般辣椒醬1／2匙和辣椒粉1／2匙替代。

② 平底鍋裡倒入沙拉油，用小火拌炒醃過的雞胸肉，避免燒焦。

③ 雞胸肉炒至約半熟，放入洋蔥和豆腐，邊炒邊將豆腐壓碎。
　　到這裡做好的料理放進冷藏保存，下次可大幅節省料理時間。

④ 水分收乾後關火，將食材鋪在蔬菜飯上即完成。

蝦子 | 鮮蝦蕈菇義大利麵

這是一道不用煮義大利麵條,卻可輕鬆料理的蕈菇義大利麵。加入大量鮮蝦,也不怕挨餓。

18%
碳水化合物

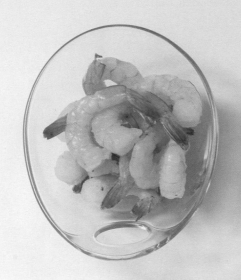
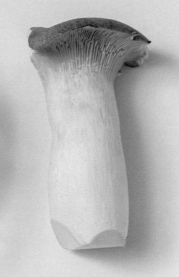
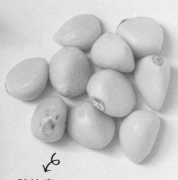

請注意
蒜頭比想像中來得快腐敗。
若是有長出白色黴菌或變得軟爛,
請不要使用。

必備食材	蝦仁8～10隻(250g)、杏鮑菇300g、蒜頭10顆(40g)。
調味料	橄欖油1.5匙、少許鹽跟胡椒粉。
推薦的配料	雞粉3～4g(做鹽使用)、乾辣椒。
TIP	用大量的菇菇絲來代替義大利麵!美味雙倍。

□ EASY
□ **MEDIUM**
□ HARD

20～30min

炒

冷藏保存　2～3天

460KCAL

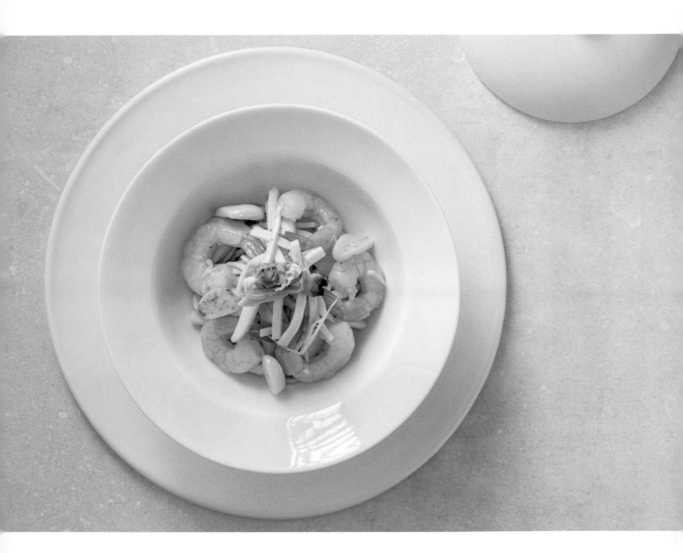

① 杏鮑菇切絲備用。

② 平底鍋裡倒入橄欖油，先將蒜片爆香。

③ 蒜片炒至褐色時，將蝦仁放入拌炒。
也可以用魷魚或蛤蜊代替蝦子。

④ 放入杏鮑菇，慢慢地將它炒軟。

⑤ 水分收乾後，再加入鹽、胡椒粉調味。

大章魚 │ 章魚拌麵

酸酸辣辣的拌麵,碳水含量高,很猶豫要不要吃吧?大幅減少素麵份量,放入與麵長得差不多的金針菇,就成了一道低碳拌麵囉。

35%
碳水化合物

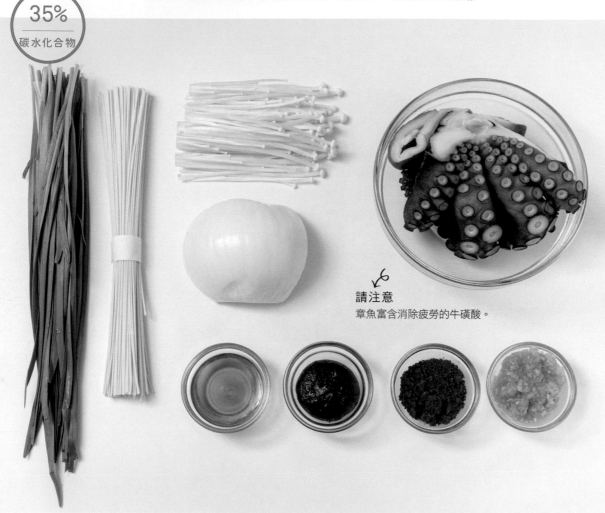

請注意
章魚富含消除疲勞的牛磺酸。

必備食材	大章魚200g、韭菜70g、洋蔥70g、金針菇150g、麵條25g。
醬料	蕃茄辣椒醬1匙、辣椒粉1／2匙、香油1匙、蒜泥1／2匙。
推薦的配料	青陽辣椒。
TIP	用大量的金針菇代替素麵降低碳水量,加上相似的外觀,滿足感也獲得提升。

▫ EASY
▫ MEDIUM
▫ HARD

30～40min

氽燙

冷藏保存　3～4天

440KCAL

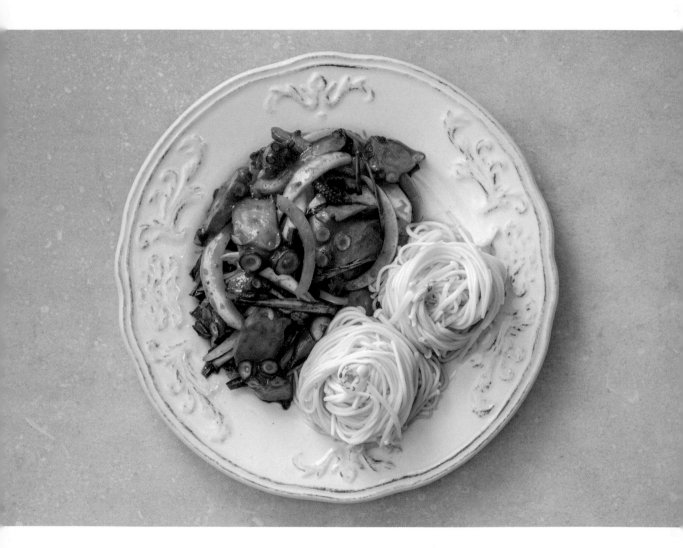

① 　在滾水中加入1／2匙的鹽，章魚放入氽燙6～8分鐘。
熟凍章魚只需煮4～5分鐘，也可以用長腳章魚或小章魚、魷魚、花蛤肉替換。

② 　章魚煮熟撈起切成片狀，再加入醬料、洋蔥、韭菜一起均勻攪拌。
蕃茄辣椒醬依照個人喜好放入2～3匙。到這裡完成的料理可以冷藏保存3～4天。

③ 　金針菇和素麵一起煮熟後瀝乾。

④ 　根據份量裝入盤中食用。
拌醬料的章魚是3份。

豆腐 | 焗烤豆腐

豆腐和馬鈴薯是柔軟食物的代名詞,加上與鹹香培根組合而成的美味焗烤料理。雖然有添加馬鈴薯,但碳水含量很低,可以安心食用。

17%
碳水化合物

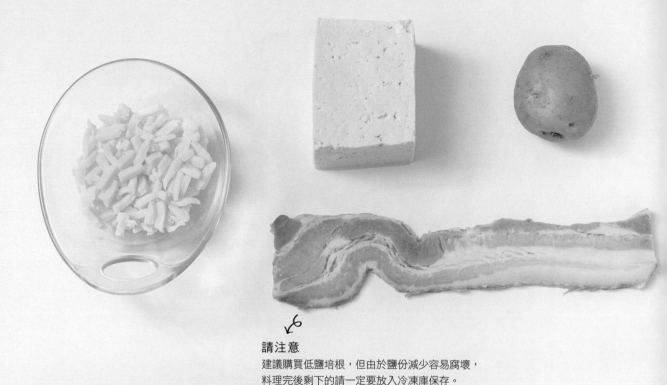

請注意
建議購買低鹽培根,但由於鹽份減少容易腐壞,
料理完後剩下的請一定要放入冷凍庫保存。

必備食材	豆腐200g、培根40g、莫札瑞拉起司40g、馬鈴薯50g。
調味料	少許的鹽和胡椒粉。
推薦的配料	墨西哥辣椒。
可搭配的食材	無糖酸黃瓜。
TIP	鹹鹹的培根、起司和馬鈴薯的組合,真的是超受歡迎的料理。

□ EASY
□ MEDIUM
□ HARD

30～40min

汆燙、烤箱

冷藏保存　2～3天

462KCAL

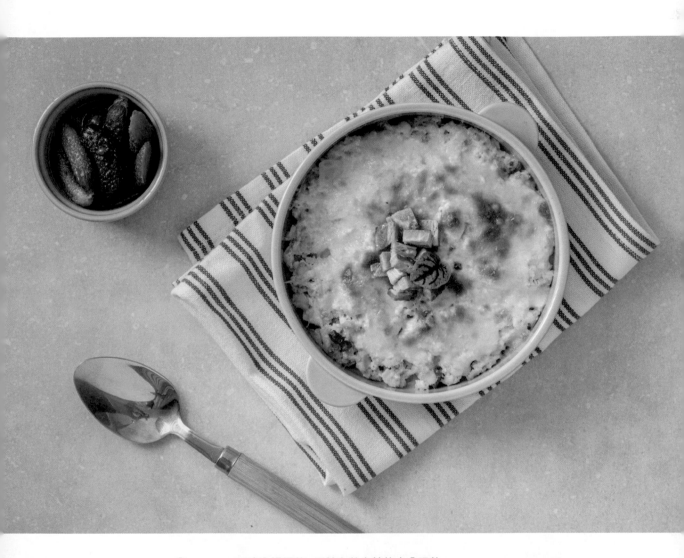

① 豆腐汆燙過後，用棉布將多餘的水分吸乾。

② 馬鈴薯切成1X1公分的丁狀，然後放入滾開的鹽水中煮10分鐘以上。

③ 將培根煎得香脆，儘量將油脂都逼出來。

④ 將豆腐和馬鈴薯混合放入烤箱用烤盤，撒上培根和起司。
到這裡完成的可以放冷藏保存，下次可以縮短料理時間。

⑤ 放入180度預熱的烤箱中烤10～15分鐘。
如果沒有烤箱，也可放入微波爐加熱2～3分鐘。

第 3 週

適應低卡路里的低碳高蛋白

一天攝取	**1,000kcal**
減重目標	**−1.5kg**
核心目標	再適應更低一點的卡路里。

Check List

1. 執行第2週的菜單會感到困難嗎？ ○ 很難 ○ 還可以 ○ 完全不會
2. 你有在運動嗎？ ○ 好累 ○ 每週1～2次 ○ 完全沒有
3. 有這些症狀嗎？ ○ 生理期沒來 ○ 眼睛下方顫抖 ○ 掉頭髮

1 如果對1200kcal菜單感到適應困難，我會建議再執行一次第1週或是第2週的菜單。特別是經常出現頭暈症狀的人，千萬別直接進行1000kcal菜單，帶著輕鬆的心情再次執行第1、2週的菜單，並適時補充零食。如果執行第1、2週菜單沒有困難的朋友，也可以一鼓作氣進入第3週的菜單，不過，千萬要記得時時注意自己的身體狀況，不要太累。

2 如果有搭配運動，減肥效果會更加顯著。但如果是平時不運動的人，突然開始會使肌肉的微細血管受傷（此為自然現象），因為如此，肌肉會聚積水分，同時體重也會小幅度的增加，可能會感受到體重與努力成反比。不是因為肌肉長了1～2公斤，更不是體脂肪增加。只需視為一時水分增加的現象就可以了，只要持續運動，過段時間數字就會產生變化。防止肌肉流失很重要，雖然運動是好事，但如果過度運動會促使肌肉流失或是引發暈眩等副作用，這點必須多加留意。

3 開始執行減肥菜單後，若生理期延遲了3～4日以上，說不定是突如其來的節食造成身體採取防禦狀態。這種情形我會建議降低減肥菜單的強度，如果有眼睛下方顫抖的症狀，有可能是因為鎂不足。這個時候請在菜單中多添加菠菜、芝麻葉等綠葉蔬菜，有助於情況改善。最後一點，如果在開始執行菜單後有掉髮的現象，這可能是從體內發出的異常訊號，這時最重要的是請中止菜單，並馬上調整生活型態、調節壓力。減肥固然是好事，但最重要的還是維持健康的身體狀態，這點還請銘記在心。

制訂我的第3週菜單

第3週的推薦菜單，我設計了每天能夠攝取到多樣性蛋白質的食物，但是如果對食材準備感到負擔的話，不一定要完完全全按照菜單執行。舉例來說，午餐有涼拌牛膝肉的菜單，可以用蕈菇喜麵和涼拌牛膝肉度過一整週。

☞ 本週專家的推薦菜單

早餐簡易餐中為了有效增加蛋白質攝取量，多增加了分離乳清蛋白質。可網路訂購又便宜，就算感到有些陌生，也不用擔心。星期五調整成不需下廚的日子，希望各位在平日的最後一天渡過稍稍輕鬆的一天。這週也為執行中的你加油打氣！

	MON	TUE	WED	THR	FRI	SAT	SUN
BREAKFAST	簡易餐1	簡易餐2	雞胸肉沙拉	簡易餐1	簡易餐2	奶油豆奶昔	奶油豆奶昔
LUNCH	章魚泡菜粥	涼拌牛膝肉	涼拌牛膝肉	蒸豆腐雞蛋	涼拌牛膝肉	自由餐	蒸豆腐雞蛋
DINNER	燉雞柳	燉雞柳	辣炒豬肉	燉雞柳	辣炒豬肉	酒蒸蒟蒻海瓜子	辣炒豬肉

////////// 是需要當天下廚的料理

☞ 遵照推薦菜單當週準備事項

SUN	製作7份低碳米飯冷凍保存	
MON	製作章魚泡菜粥	製作燉雞柳
TUE	製作3份涼拌牛膝肉	
WED	製作雞胸肉沙拉	製作3份辣炒豬肉
THR	製作蒸豆腐雞蛋	
FRI	不用料理的日子！	
SAT	製作奶油豆奶昔	製作酒蒸蒟蒻海瓜子
SUN	製作奶油豆奶昔	製作蒸豆腐雞蛋

選擇早餐

選擇第3週早餐菜單之前，務必要知道的「常識小百科」！

Q 下列何項食品含有豐富的Phaseolamin（澱粉酶抑制劑），可以阻止碳水化合物轉為脂肪儲存在體內，是減肥輔助品的原料？

① 紅扁豆
② 綠茶
③ 非洲芒果
④ 奶油豆
⑤ 蒟蒻

A 奶油豆
奶油豆中的Phaseolamin會抑制脂肪形成，因此在攝取碳水化合物較多的菜單時，食用奶油豆多少會有助益。就算此食材有效，但如果攝取過量也就失去意義了吧。奶油豆屬於碳水含量低的豆類，所以低碳菜單中可以經常使用它。

各種狀況的早餐應對食譜

1. 想要有很高的蛋白質含量。
① 雞胸肉沙拉 ② 奶油豆奶昔 **③ 簡易餐1** ④ 簡易餐2

2. 早上想提振精神
① 雞胸肉沙拉 **② 奶油豆奶昔** ③ 簡易餐1 ④ 簡易餐2

3. 好消化的菜單。
① 雞胸肉沙拉 ② 奶油豆奶昔 ③ 簡易餐1 **④ 簡易餐2**

選項1. 蛋白質含量高的「高蛋白餐1」

雞胸肉沙拉 p. 224

主材料	雞胸肉	營養成分	194kcal
所需時間	10分鐘以內		碳水化合物8g
料理方式	炒		脂肪6g
			蛋白質24g
預定食材費用	約NT$50		鈉250mg
			膳食纖維4g

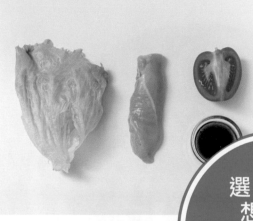

選項2. 整天都輕盈的「活力餐」

奶油豆奶昔 p. 225

主材料	奶油豆	營養成分	205kcal
所需時間	15～20分鐘		碳水化合物20g
料理方式	煮、攪打		脂肪5g
			蛋白質16g
預定食材費用	約NT$40		鈉180mg
			膳食纖維7.5g

選出自己
想吃的

第3週早餐

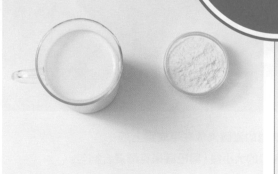

選項3. 蛋白質含量高的「簡易餐1」

蛋白質豆奶奶昔 p. 225

主材料	豆奶	營養成分	180kcal
所需時間	5分鐘以內		碳水化合物4g
料理方式	攪打		脂肪5g
			蛋白質29g
預定食材費用	約NT$30		鈉260mg
			膳食纖維2g

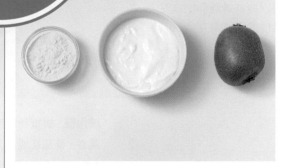

選項4. 腸胃舒適的「簡易餐2」

奇異果優格 p. 225

主材料	優格、奇異果	營養成分	180kcal
所需時間	5分鐘以內		碳水化合物14g
料理方式	削、混合		脂肪5g
			蛋白質19g
預定食材費用	約NT$50		鈉100mg
			膳食纖維2.3g

雞胸肉沙拉

減肥沙拉的代名詞就是雞胸肉沙拉。雞胸肉100g裡所含的蛋白質單位量，是所有肉類部位裡最高的，因此可以多多利用在你的低碳高蛋白菜單中。

材料
雞胸肉100 g
萵苣150g
蕃茄50g

醬料
巴薩米克醋1匙

調味料
鹽、胡椒粉少許

推薦的配料
墨西哥辣椒、橄欖油、洋蔥。

TIP
如果吃膩了雞胸肉，也可以換成燻雞胸肉或是其他加工雞胸肉。

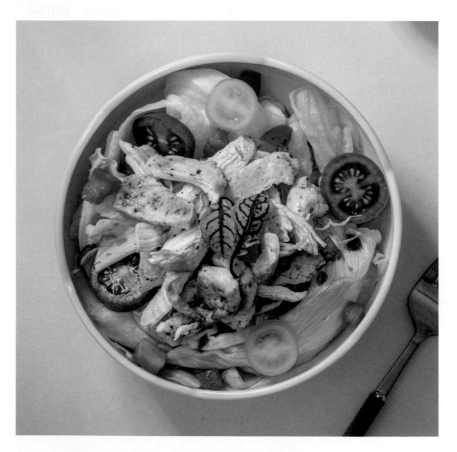

① 　將用鹽、胡椒粉調味過的雞胸肉放在平底鍋上煎。

② 　萵苣、蕃茄切成好入口的大小後，與巴薩米克醋混合拌勻。
　　　也可以換成和風油醋醬。蕃茄以5顆小蕃茄為基準。

③ 　將雞胸肉鋪在蔬菜上方。

NOTE 煙燻雞胸肉等加工過的也可使用。

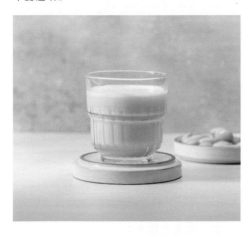

奶油豆奶昔

這款奶昔中加了含有大量能夠抑制碳水化合物轉換為脂肪的Phaseolamin（澱粉酶抑制劑）的奶油豆。奶油豆也有豐富的鉀，如果吃太鹹也有助於隔天消水腫。

材料 奶油豆30g、無糖豆奶200 ml。

① 奶油豆煮15分鐘後用冷水沖洗。
　　建議前一個晚上先泡水。

② 和無糖豆奶一起放入果汁機攪打。

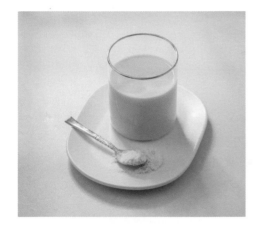

簡易餐1. 蛋白質豆奶奶昔

無糖豆奶和乳清分離蛋白攪打在一起喝的簡易餐。從牛奶中萃取的乳清分離蛋白，是將牛奶裡大部分的乳糖去除，只留下純粹的蛋白質。這組合還會散發出奶油香氣，更加美味。

材料 分離乳清蛋白粉25g（2匙）、無糖豆奶200ml。

① 乳清分離蛋白和低脂無糖豆奶一起攪打。
　　用果汁機比湯匙攪拌來得更加快速。

NOTE 分離乳清蛋白粉可輕易在網路上購買，請購買無添加人工香料、香精的原味乳清蛋白粉。

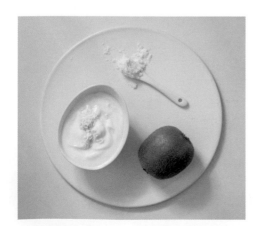

簡易餐2. 奇異果優格

由原味優格、分離乳清蛋白、奇異果所組成的一餐。有大量的蛋白質又添加了奇異果，有助於腸胃消化。

材料 原味優格100ml、分離乳清蛋白粉15g（1匙）、奇異果1顆。

① 將乳清分離蛋白粉，加進原味優格裡攪拌均勻。

② 奇異果切成好入口的大小後，就可以一起享用囉。

NOTE 請購買無糖原味優格。

第3週低碳高蛋白

選擇中餐

選擇第3週中餐菜單之前，務必要知道的「常識小百科」！

Q 人體中分解體脂肪相當重要的營養素——肉鹼，富含在蛋白質食物中。下列哪種肉的肉鹼含量最高？

① 牛肉
② 豬肉
③ 雞肉
④ 羊肉
⑤ 鴨肉

A 羊肉
答案是羊肉。肉鹼會搬運脂肪酸進入粒線體氧化分解，如同鑰匙一樣的功用，有助於降低體脂肪。肉類中羊肉的肉鹼含量最高，接著是牛肉、豬肉。

各種狀況的中餐應對食譜

1. 喜歡溫熱好消化的食物。
   ① 蒸豆腐雞蛋　　② 章魚泡菜粥　　**③** 蕈菇喜麵　　④ 涼拌牛膝肉

2. 想要一次大量製作備料的菜單。
   ① 蒸豆腐雞蛋　　② 章魚泡菜粥　　③ 蕈菇喜麵　　**④** 涼拌牛膝肉

3. 想要吃辣呼呼的食物。
   ① 蒸豆腐雞蛋　　**②** 章魚泡菜粥　　③ 蕈菇喜麵　　④ 涼拌牛膝肉

選項1. 胃變得暖和起來的「暖身餐1」
蒸豆腐雞蛋 p.228

主材料	豆腐	營養成分	**389kcal**
所需時間	**20～25分鐘**		碳水化合物19g
料理方式	**蒸**		脂肪19g
預定食材費用	**約NT$50**		蛋白質33g
			鈉160mg
			膳食纖維7.3g

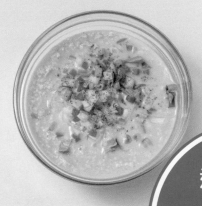

選項2. 香辣過癮的「麻辣餐」
章魚泡菜粥 p.230

主材料	長腳章魚	營養成分	**414kcal**
所需時間	**30分鐘**		碳水化合物25g
料理方式	**炒、煮**		脂肪11g
預定食材費用	**約NT$130**		蛋白質41g
			鈉980mg
			膳食纖維2g

選出自己
想吃的
第3週中餐

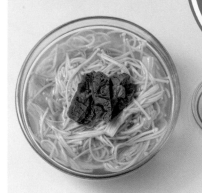

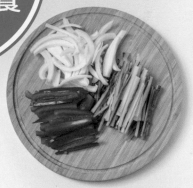

選項3. 胃變得暖和起來的「暖身餐2」
蕈菇喜麵 p.232

主材料	牛肉	營養成分	**382kcal**
所需時間	**20～30分鐘**		碳水化合物31g
料理方式	**煮**		脂肪12g
預定食材費用	**約NT$105**		蛋白質37g
			鈉950mg
			膳食纖維7.9g

選項4. 做一次可吃很久的「務實餐」
涼拌牛膝肉 p.234

主材料	牛肉	營養成分	**406kcal**
所需時間	**20～30分鐘**		碳水化合物25g
料理方式	**汆燙、涼拌**		脂肪14g
預定食材費用	**約NT$105**		蛋白質45g
			鈉1300mg
			膳食纖維6.3g

豆腐 | 蒸豆腐雞蛋

豆腐蒸出的豆汁和雞蛋很搭，是一道口感清爽卻味道濃郁的蒸蛋。添加少許的牛奶可使味道更有層次。

19%
碳水化合物

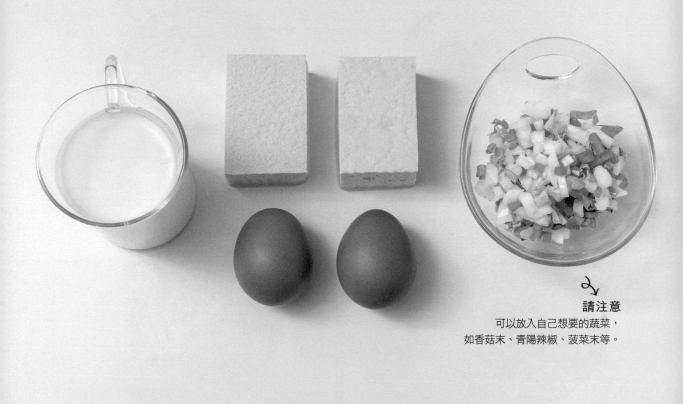

請注意
可以放入自己想要的蔬菜，
如香菇末、青陽辣椒、菠菜末等。

必備食材	豆腐200g、雞蛋2顆、牛奶100ml、紅蘿蔔等蔬菜末50g (3匙)。
調味料	少許的鹽、胡椒粉。
可搭配的食材	低鹽醬菜。
建議搭配的飯類	蕈菇飯。
TIP	加入了豆腐的蒸蛋，能嘗到獨特的濃醇香和濕潤感。

□ EASY
□ MEDIUM
□ HARD

20～25min

蒸

冷凍保存　1～2天

389KCAL

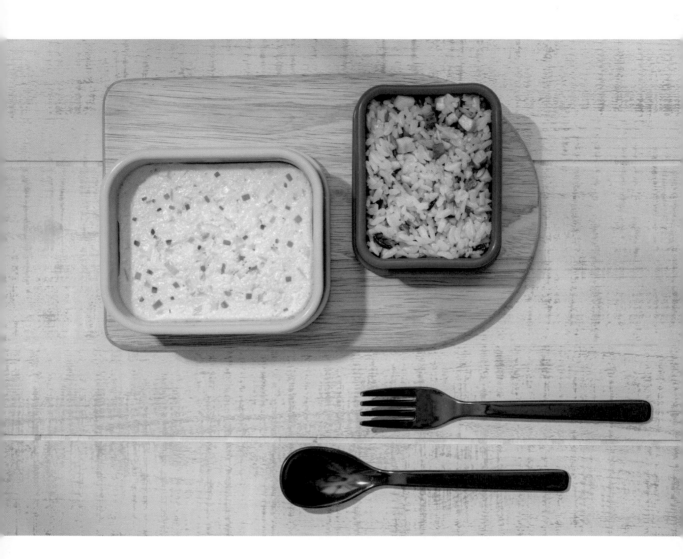

① 將雞蛋、牛奶、豆腐1／2與水 (90ml) 放入碗中攪拌均勻。

② 加入蔬菜末，用鹽、胡椒粉調味。

③ 將蛋液倒入小砂鍋後上蓋，用中小火慢慢蒸熟。

④ 沒有小砂鍋也可以使用微波爐。

加熱3分鐘後確認看看雞蛋是否有熟，如果還沒，就再多加熱1～2分鐘。

本來這道料理是直接吃，但如果覺得份量少也可和蕈菇飯一起享用。

章魚 | 章魚泡菜粥

粥的水分多、體積大,所以不但飽足感滿點而且熱量低。搭配富有豐富的牛磺酸、有助於消除疲勞的章魚和微辣泡菜。

25%
碳水化合物

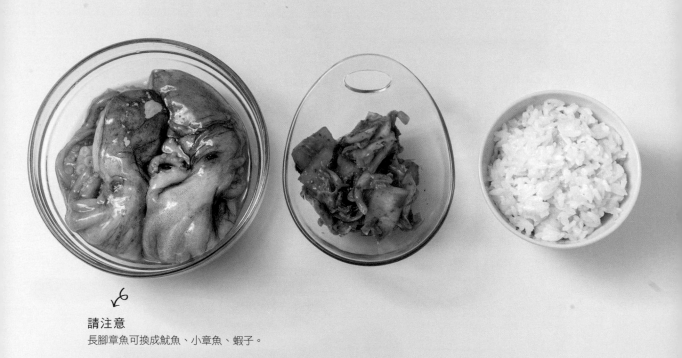

請注意
長腳章魚可換成魷魚、小章魚、蝦子。

必備食材	長腳章魚300g、泡菜100g、蔬菜飯100g。
調味料	香油1匙。
推薦的配料	洋蔥、紅蘿蔔、香菇。
可搭配的食材	低鹽醬菜。
TIP	彈牙的章魚和泡菜是美味組合,具有充足的份量和低卡路里。

□ **EASY**
□ MEDIUM
□ HARD

30min

炒、煮

冷藏保存1週

414KCAL

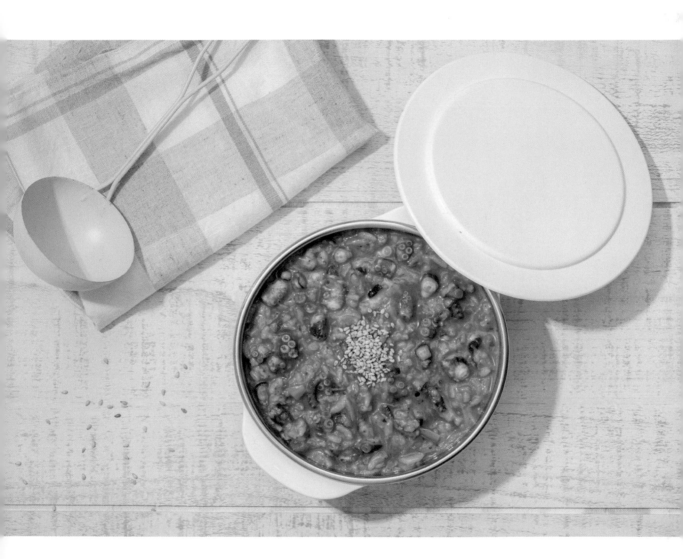

① 長腳章魚請用粗鹽洗去黏膜。

② 在平底鍋裡倒入香油，用中小火拌炒章魚和泡菜。
　請儘量將泡菜的湯汁瀝乾。

③ 章魚熟的同時，加入3杯水和蔬菜飯一起熬煮。
　蔬菜飯也可以用蕈菇飯代替。

④ 煮到適當的黏稠度就可以關火了。

牛肉 | 蕈菇喜麵

加了許多的蕈菇和牛肉，湯頭堪稱一絕的喜麵（湯麵）。碗中放入少量的麵線，再用金針菇增加份量，不用擔心碳水的問題。

32%
碳水化合物

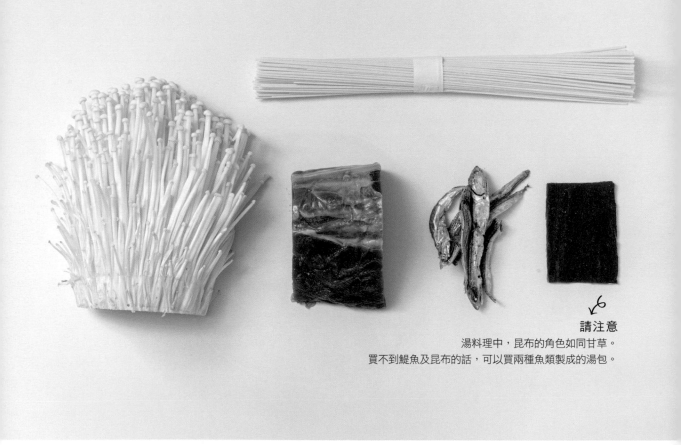

請注意
湯料理中，昆布的角色如同甘草。
買不到鰮魚及昆布的話，可以買兩種魚類製成的湯包。

必備食材	牛膝肉120g、金針菇200g、麵線30g。
高湯用食材	鰮魚、昆布。
調味料	湯醬油1匙、香油1／2匙。
推薦的配料	青辣椒、大蔥、胡椒粉。
可搭配的食材	醋醃蒜頭。
TIP	最適合想來一碗熱呼呼、清澈的熱湯的時候。看起來像麵的金針菇，使湯頭更加鮮甜。

□ EASY □ **MEDIUM** □ HARD	20～30min	煮	冷藏保存 當天食用完畢	382KCAL

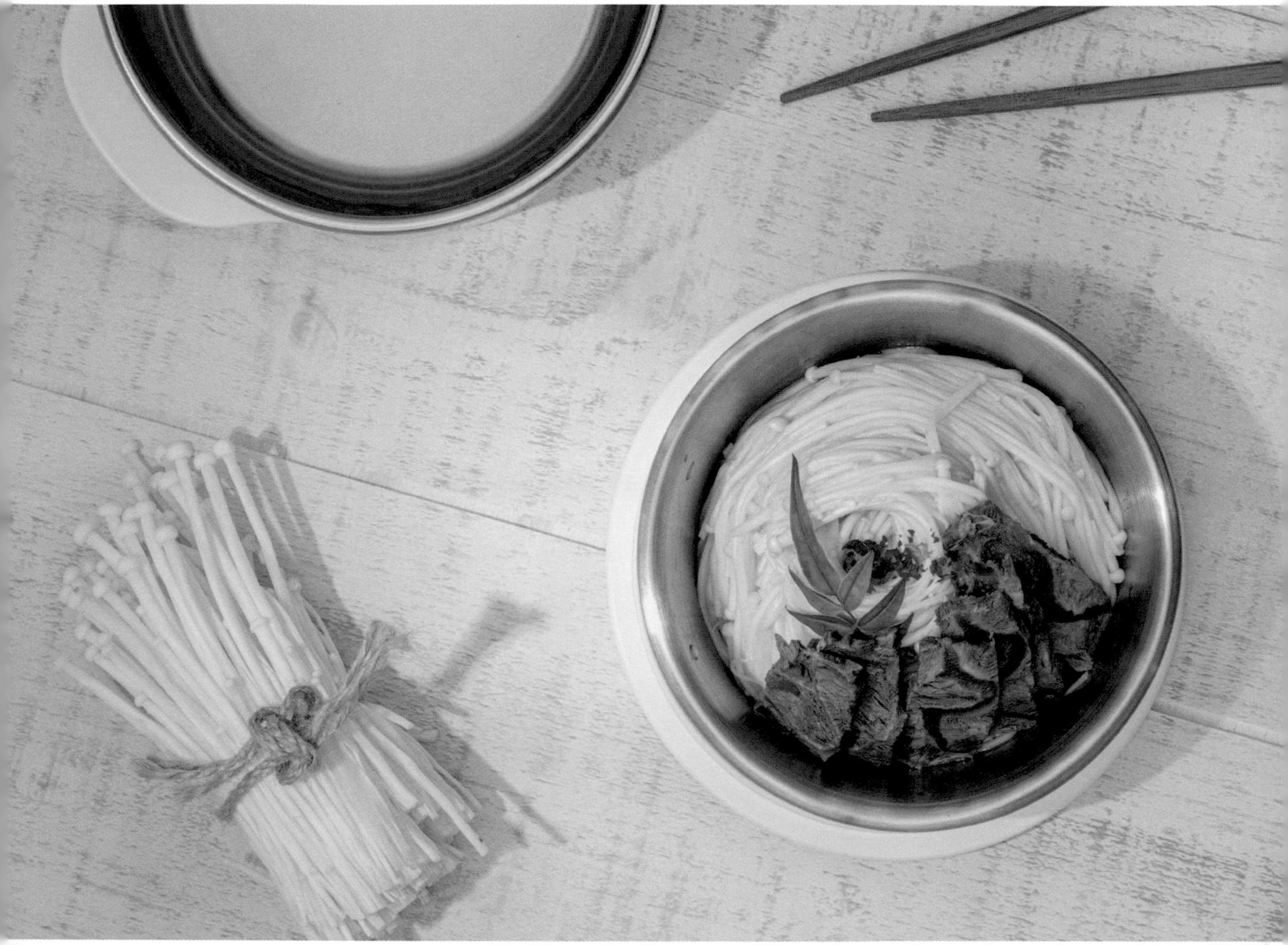

① **麵線和金針菇放入滾水中，煮到約八分熟，撈起沖冷水。**
金針菇也可以和香菇混合，麵線的克數是水煮前乾燥的重量。

② **放入鯷魚、昆布、水500ml、牛肉，煮到水量剩2／3時，把鯷魚和昆布拿起來。**
到這裡完成的高湯，可以一次大量製作冷凍保存，下次可節省料理時間。牛肉也可以使用其他油脂少的部位。

③ **高湯裡加入麵線、金針菇、湯醬油後，滾1分鐘左右。**

④ **完成後盛到碗中，淋上香油。**

牛肉 | 涼拌牛膝肉

牛膝肉是整個牛膝蓋味道最好、口感最佳的昂貴部位。做成涼拌菜,冷冷的吃也能感受到它Q彈的口感,可以當小菜吃。

25%
碳水化合物

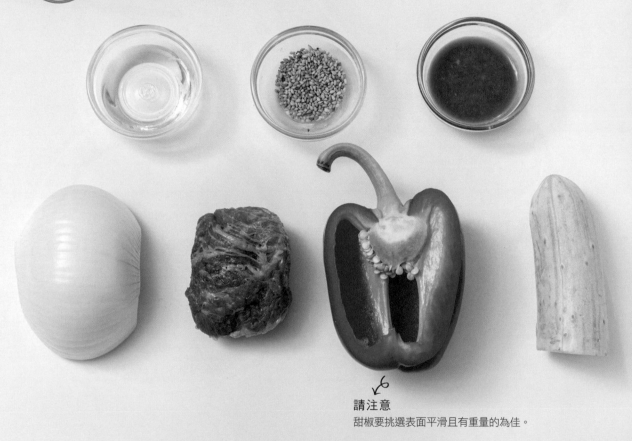

請注意
甜椒要挑選表面平滑且有重量的為佳。

必備食材	牛膝肉130g、洋蔥100g、甜椒100g、小黃瓜100g。
醬料	芝麻醬油 (芥末醬油3匙、阿洛酮糖1匙、芝麻粒1匙)。
調味料	鹽、胡椒粉少許。
建議搭配的飯類	蒟蒻飯。
TIP	牛膝肉的Q彈搭配爽脆的蔬菜組合,能夠享受咀嚼的樂趣。

□ EASY
□ MEDIUM
□ HARD

30～40min

氽燙、涼拌

冷藏保存　2～3天

406KCAL

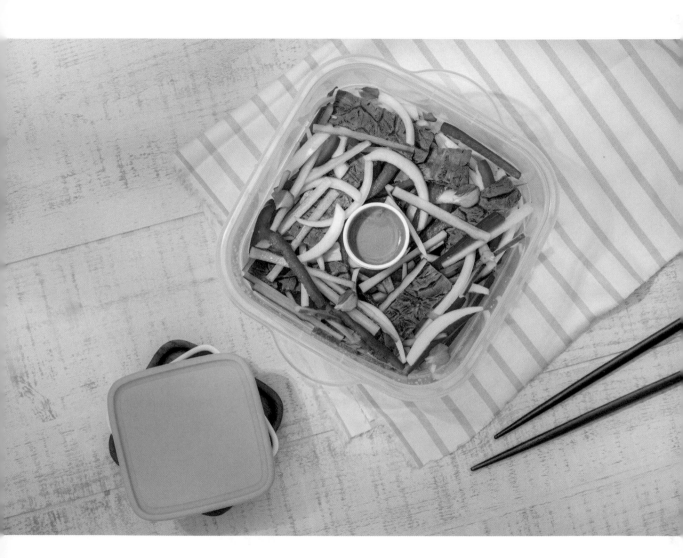

① 　在滾水中加入鹽巴、胡椒粉，將牛肉煮熟。
　　水量只需淹蓋至牛肉就可以了，不要太多。牛肉也可使用脂肪少的部位。

② 　洋蔥、甜椒、小黃瓜切絲備用。
　　洋蔥也可以改用高麗菜或紅蘿蔔。

③ 　加入醬料攪拌。
　　沒有芝麻粒也可以放入1匙的香油。

④ 　將煮熟的牛肉拿出來切成薄片，與蔬菜絲盛裝在盤裡。

⑤ 　淋上芝麻醬油，即完成。

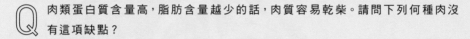

第3週低碳高蛋白

選擇晚餐

選擇第3週晚餐菜單之前，務必要知道的「常識小百科」！

Q 肉類蛋白質含量高，脂肪含量越少的話，肉質容易乾柴。請問下列何種肉沒有這項缺點？

① 牛膝蓋
② 豬里肌
③ 雞柳
④ 鴨胸肉
⑤ 牛臀肉

A 豬里肌、雞柳。
答案是豬里肌和雞柳。豬里肌的脂肪含量雖然只有3%，蛋白質含量有21%，肉質卻很柔軟，在做小朋友的醬菜或是肉質軟嫩的炸豬排，都可以使用這部位。雞柳和雞胸肉的脂肪差不多都是1%、蛋白質23%，但是雞柳的口感更軟嫩，很推薦給不喜歡吃乾柴雞胸肉的各位。

各種狀況的晚餐應對食譜

1. 喜歡一次大量製作的料理。
① 燉雞柳　②鮮菇牛肉　**③** 辣炒豬肉　④酒蒸蒟蒻海瓜子

2. 想要碳水量低的菜單。
①燉雞柳　②鮮菇牛肉　③辣炒豬肉　**④** 酒蒸蒟蒻海瓜子

3. 想要有飽足感的菜單。
①燉雞柳　**②** 鮮菇牛肉　③辣炒豬肉　④酒蒸蒟蒻海瓜子

選項1. 只要做一次可以吃很久的「儲存餐1」

燉雞柳 p.238

主材料	雞柳	營養成分	**407kcal**
所需時間	**30分鐘**		碳水化合物34g
料理方式	**燉滷**		脂肪12g
預定食材費用	**約NT$80**		蛋白質40g
			鈉1000mg
			膳食纖維5.8g

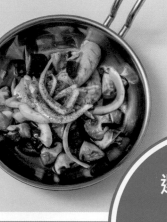

選項2. 開心吃飽飽的「飽足餐」

鮮菇牛肉 p.240

主材料	牛肉	營養成分	**420kcal**
所需時間	**30～40分鐘**		碳水化合物29g
料理方式	**炒**		脂肪12g
預定食材費用	**約NT$115**		蛋白質49g
			鈉871mg
			膳食纖維12g

選出自己
想吃的
第3週晚餐

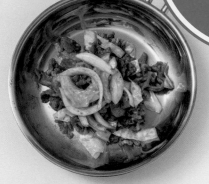

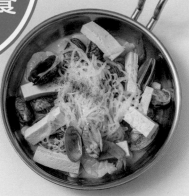

選項3. 只要做一次可以吃很久的「儲存餐2」

辣炒豬肉 p.242

主材料	豬里肌	營養成分	**413kcal**
所需時間	**30分鐘**		碳水化合物31g
料理方式	**炒**		脂肪15g
預定食材費用	**約NT$115**		蛋白質40g
			鈉500mg
			膳食纖維6.5g

選項4. 碳水量相當低的「極低碳水餐」

酒蒸蒟蒻海瓜子 p.244

主材料	海瓜子	營養成分	**405kcal**
所需時間	**20～30分鐘**		碳水化合物23g
料理方式	**炒、煮**		脂肪16g
預定食材費用	**約NT$140**		蛋白質42g
			鈉850mg
			膳食纖維8.5g

雞柳 | 燉雞柳

雞柳比雞胸來的軟嫩，而且也一樣是高蛋白、低脂肪的食材。可一次大量製作冷藏保存，是一道很適合配飯的料理。

34%
碳水化合物

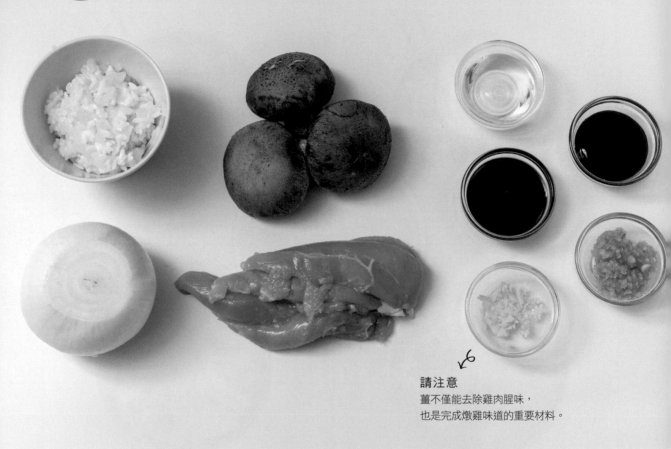

請注意
薑不僅能去除雞肉腥味，
也是完成燉雞味道的重要材料。

必備食材	雞柳150g、洋蔥100g、生香菇50g、蒟蒻飯100g。
醬料	醬油1.5匙、蠔油1／2匙、薑末1／3匙、蒜泥1／2匙、阿洛酮糖2匙。 （如沒有阿洛酮糖可以省略）。
調味料	沙拉油1匙、胡椒粉少許。
推薦的配料	青江菜。
可搭配的食材	低鹽白泡菜。
TIP	也可使用雞胸肉並混入一些紅蘿蔔。香菇和蒟蒻飯也可以換成杏鮑菇和蕈菇飯。

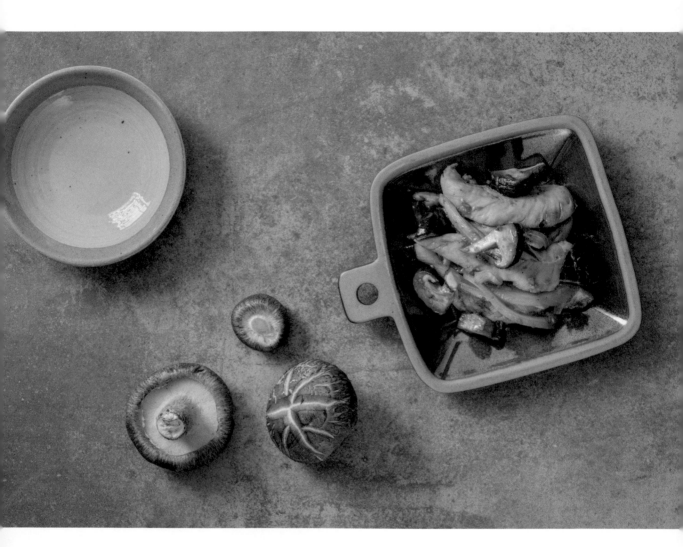

① 將雞柳、切片香菇和醬料充分攪拌醃製入味。
② 平底鍋裡倒入食用油，將雞柳、香菇全倒入翻炒。
③ 雞肉熟了之後，放入洋蔥並加入些許胡椒粉調味，燉煮至收汁即可。
④ 和蒟蒻飯一起食用。

牛肉 ｜ 鮮菇牛肉

喜歡加入冬粉的烤牛肉料理嗎？不過冬粉可是碳水化合物喔。用零卡的蒟蒻麵來代替冬粉，份量、體積增加又低卡。

28%
碳水化合物

請注意
扣除包裝中的水，此為純蒟蒻麵的重量。在醋水裡泡10分鐘，去除蒟蒻特有的味道。

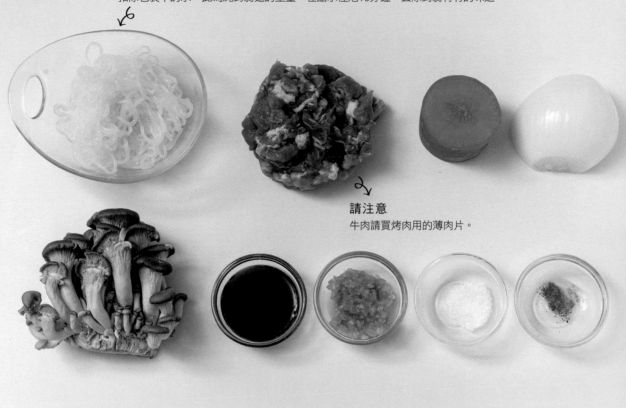

請注意
牛肉請買烤肉用的薄肉片。

必備食材	牛前腿肉200g、美人菇100g、紅蘿蔔100g、洋蔥100g、蒟蒻麵100g。
醬料	蒜泥1匙、醬油1.5匙、糖1／2匙、胡椒粉少許、香油1匙。
推薦的配料	薑末、乾辣椒或是青辣椒。
TIP	蒟蒻麵加熱拌炒，口感會變得有嚼勁。

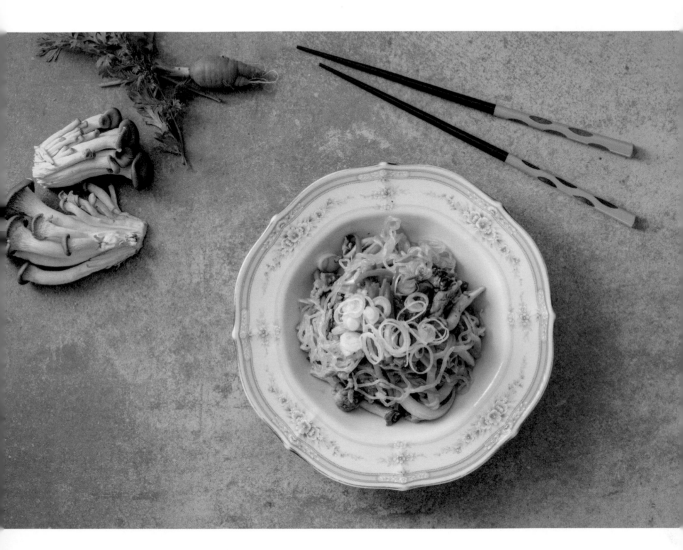

① **牛肉與醬料混合攪拌浸泡，洋蔥和紅蘿蔔切絲備用。**
本來是不使用糖的，但為了平衡碳水量，所以加一點點，如果不想加的人也可用1匙阿洛酮糖代替。

② **在平底鍋倒入香油，放進牛肉和紅蘿蔔拌炒。**

③ **牛肉炒至半熟時，加入洋蔥、香菇和蒟蒻麵一同翻炒。**

豬肉 | 辣炒豬肉

使用有豐富蛋白質以及軟嫩口感兩大優點的豬里肌做出的辣炒豬肉,鈉含量比一般辣炒豬肉低,可以放心享用。

31%
碳水化合物

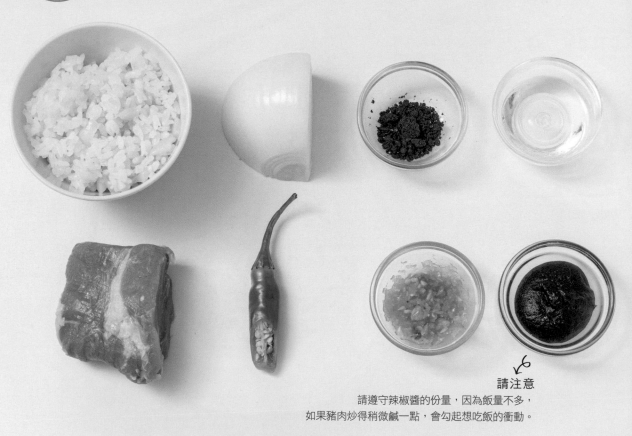

請注意
請遵守辣椒醬的份量,因為飯量不多,
如果豬肉炒得稍微鹹一點,會勾起想吃飯的衝動。

必備食材	豬里肌150g、青陽辣椒1／2根、洋蔥100g、蒟蒻飯100g。
醬料	蕃茄辣椒醬1／2匙、辣椒粉1／2匙、蒜泥1／2匙、阿洛酮糖1匙、沙拉油1匙。
可搭配的食材	醋醃嫩薑、低鹽白泡菜。
TIP	多加利用蕃茄辣椒醬,減少鈉含量。

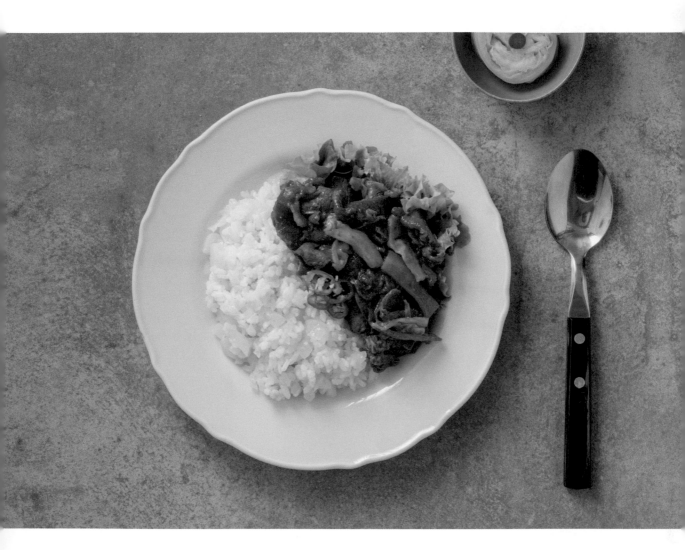

① 將豬肉洗淨，切成好入口的大小，接著放入醬料中攪拌均勻。
到這裡所做的醃豬肉，可以冷凍保存2週。

② 在平底鍋裡倒入食用油，接著放入洋蔥翻炒1分鐘。

③ 放入醃豬肉一起拌炒。

④ 豬肉幾乎熟了之後，加入洋蔥再炒個2～3分鐘關火。

⑤ 將作法④鋪在蒟蒻飯上面。
也可換成蔬菜飯或蕈菇飯。

海瓜子 ｜ 酒蒸蒟蒻海瓜子

這道酒蒸蒟蒻海瓜子，有點白酒蛤蠣義大利麵的風味，又像在夜市吃的酒蒸蛤蠣的味道。因為添加了蝦子，使湯頭的味道更加鮮甜，還加了蒟蒻麵，不用擔心吃不飽。

23%
碳水化合物

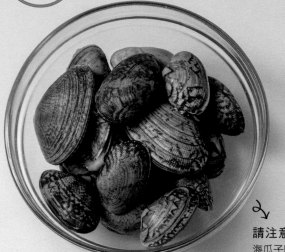

請注意
也可以使用蒟蒻板。

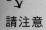

請注意
海瓜子購買產地直送較美味，也可以換成其他貝類。
在前一天吐沙完後放入冷藏保存，標示的重量是帶殼重量。

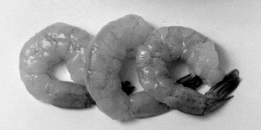

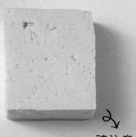

請注意
豆腐請購買煎烤用的豆腐，較為紮實。

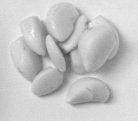

必備食材	海瓜子300g（帶殼重量）、蝦子100g（3～4尾）、蒟蒻麵100g、豆腐100g、蒜頭10個（40g）。
調味料	米酒1／2杯、鹽、胡椒粉少許、橄欖油1匙。
可搭配的食材	雞粉2g（可用鹽取代）、乾辣椒。
TIP	海瓜子和蝦子熬出的湯汁，真的好喝到沒話說。

□ EASY
□ MEDIUM
□ HARD

20〜30min

炒、煮

冷藏保存　1〜2天

405KCAL

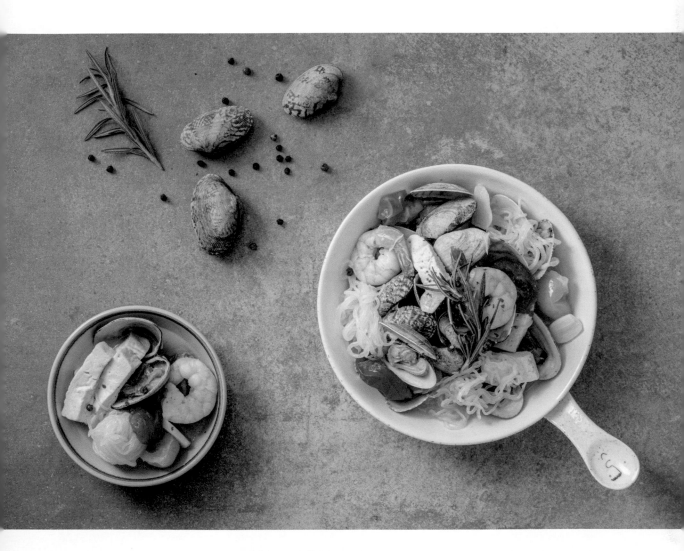

① 海瓜子先放在鹽水裡吐沙。

② 平底鍋倒入橄欖油，蒜頭爆香。

③ 蒜頭炒至褐色時，放入蝦子、海瓜子、米酒炒熟。
米酒的酒精約30秒蒸發完後上蓋。米酒也可用白酒或是燒酒代替。

④ 海瓜子半開後就可以加入豆腐、蒟蒻麵，用鹽、胡椒粉調味。

⑤ 再次蓋上鍋蓋，燜煮5分鐘後熄火。
火不要太大，避免燒焦。避免使湯頭收乾太多，請注意火侯。如水量不足可加入1／2杯的水再煮開即可。

第4週

沒有自由餐的完美低碳高蛋白

一天攝取	**1,000kcal**
減重目標	**-1kg**
核心目標	渡過沒有自由餐的完美一週。

Check List

1. 第3週菜單執行得如何？　　○ 很累　　　　○ 還可以　　　　○ 完全沒問題
2. 體重減至目標值　　　　　　○ 減很少　　　○ 差不多　　　　○ 掉了更多
3. 感到無力疲憊　　　　　　　○ 經常感到疲憊　○ 和平時差不多　○ 狀況不錯

1　卡路里攝取量從1200kcal降到1000kcal的同時，有些人身心上可能都會感到疲憊。如果對1000kcal菜單感到難以適應的話，可以回到1200kcal的菜單，要不然也可增加一些零食的攝取。但如果狀態不錯，卻對料理和計劃菜單感到麻煩，也可將一週的菜單精簡化。想要兼顧菜單內容多樣化與穩定的情緒，搞不好還會阻礙減肥。目前為止完全沒問題的朋友，只能說你們太棒了！用親自料理的菜單減肥，可不是一般努力就能做到的喔！

2　低碳減肥菜單以身高160公分、體重70公斤的女性為基準所設立的目標值。體重和身高差不多，如果減重效果不理想的話，首先有需要檢視在食用自由餐時有沒有過量、有沒有攝取了自己覺得「這份量沒問題」，卻吃了不能吃的零食。如果都按照菜單執行，但瘦的幅度很少，有可能是受到體質、基礎代謝量、活動量的影響。這類型的朋友們如果平時沒有運動的習慣，希望你們能開始做一些輕鬆的運動。相反，如果減了7公斤以上！那麼請檢視自己是不是吃的量比菜單還要少，或是有實行高強度且長時間的運動。

3　執行低卡低碳菜單3週以上，會很自然地感到無力和疲憊。不過，如果要是妨礙到了日常生活，就必須調整改善。首先，必須補充能順利讓能量代謝的維他命B群和肉鹼。由於降低了碳水攝取量，維他命C攝取不足，以致於產生疲勞堆積的現象。因此，可根據症狀適時補充營養品，但是如果本身是疾病患者，在攝取營養品之前，請先和主治醫生進行諮詢，這點請銘記在心！

制訂我的第4週菜單

書中推薦菜單規劃周到，但也可以試著自己制訂菜單。細看後選出自己喜歡的品項，本週沒有需要大費周章的料理，執行起來應該會更加輕鬆。

☞ 本週專家的推薦菜單

為了讓辛苦堅持來到最後一週的朋友稍微放鬆，所以我將複雜的食譜拿掉之外，還制定了兩天完全不用下廚的日子。當日現做現吃的餐點故然好，有人覺得即便再辛苦，但只要好吃，仍舊每天都會下廚，不過大部分的人還是會偏向節省時間。像是午餐有烤白腹魚，如果不喜歡在家烤魚的朋友，可以將此菜單去除。不過還是建議吃點有含魚類的料理，喜愛烤魚的人請一定要試試看。然而，你應該已經察覺到了最後一週沒有自由餐。所以飯局請預先延到下一週吧！請努力戰勝誘惑，堅持到底。

	MON	TUE	WED	THR	FRI	SAT	SUN
BREAKFAST	簡易餐1	簡易餐1	簡易餐2	簡易餐2	簡易餐1	簡易餐2	蟹肉沙拉
LUNCH	溏心蛋	溏心蛋	鮮蝦魚板	鮮蝦魚板	鮮蝦魚板	溏心蛋	雞胸肉三明治
DINNER	清蒸雞胸肉青花菜	清蒸雞胸肉青花菜	醬滷牛肉蓋飯	鮪魚豆腐粥	醬滷牛肉蓋飯	鮪魚豆腐粥	醬滷牛肉蓋飯

///////// 是需要當天下廚的料理

☞ 遵照推薦菜單當週準備事項

SUN	製作7份低碳米飯冷凍保存	
MON	製作清蒸雞胸肉青花菜	製作3份溏心蛋
TUE	不用料理的日子！	
WED	製作3份蝦魚板	製作3份醬滷牛肉蓋飯
THR	製作鮪魚豆腐粥	
FRI	不用料理的日子！	
SAT	製作鮪魚豆腐粥	
SUN	製作蟹肉沙拉	製作雞胸肉三明治

選擇早餐

選擇第4週早餐菜單之前,務必要知道的「常識小百科」!

 下列哪一項食物的碳水量比蛋白質還要高呢?

1 培根
2 莫札瑞拉起司
3 牛肉乾
4 軟豆腐
5 飯捲用蟹肉棒

A 飯捲用蟹肉棒
飯捲用蟹肉棒是用白肉魚、蟹肉等蛋白質食物和澱粉製作而成。所以如果買到蟹肉含量少的,就有可能影響低碳菜單的成效。因此在購買蟹肉棒時,請選擇蟹肉含量高的。

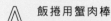

各種狀況的早餐應對食譜

1. 想要碳水化合物含量低的菜單。
1 蟹肉沙拉　2 菠菜豆漿奶昔　3 高蛋白杏仁飲　**4** 豆腐雞蛋

2. 喜歡富含維他命、礦物質的菜單。
1 蟹肉沙拉　**2** 菠菜豆漿奶昔　3 高蛋白杏仁飲　4 豆腐雞蛋

3. 想要攝取充份的蛋白質。
1 蟹肉沙拉　2 菠菜豆漿奶昔　**3** 高蛋白杏仁飲　4 豆腐雞蛋

選項1. 維他命豐富的「營養餐1」
蟹肉沙拉 p.250

主材料	蟹肉（蟹肉棒）	營養成分	205kcal
所需時間	20〜25分鐘		碳水化合物19g 脂肪5g
料理方式	切碎		蛋白質21g 鈉130mg
預定食材費用	約NT$65		膳食纖維3g

選項2. 維他命豐富的「營養餐2」
菠菜豆漿奶昔 p.251

主材料	菠菜	營養成分	204kcal
所需時間	15分鐘以內		碳水化合物15g 脂肪8g
料理方式	汆燙、攪打		蛋白質18g 鈉300mg
預定食材費用	約NT$65		膳食纖維5g

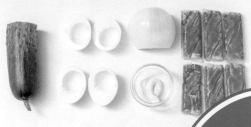

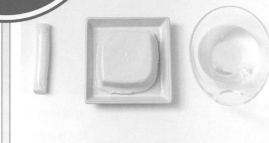

選出自己
想吃的
第4週早餐

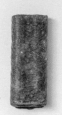
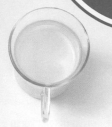
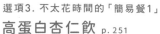

選項3. 不太花時間的「簡易餐1」
高蛋白杏仁飲 p.251

主材料	蛋白棒	營養成分	225kcal
所需時間	5分鐘以內		碳水化合物6g 脂肪9g
料理方式	無		蛋白質22g 鈉315mg
預定食材費用	約NT$65		膳食纖維15g

選項4. 不太花時間的「簡易餐2」
豆腐雞蛋 p.251

主材料	豆腐	營養成分	191kcal
所需時間	5分鐘以內		碳水化合物5g 脂肪8.5g
料理方式	無		蛋白質24g 鈉480mg
預定食材費用	約NT$90		膳食纖維1g

蟹肉沙拉

蟹肉和白魚肉製成的蟹肉棒，與芥末美乃滋組成的蟹肉沙拉，添加蛋白可以使蛋白質攝取更加完善。

材料
蟹肉棒100 g
蛋白2顆
小黃瓜100g
洋蔥100g

醬料
芥末美乃滋1匙（如果沒有事先製做，也可用一般美乃滋。）

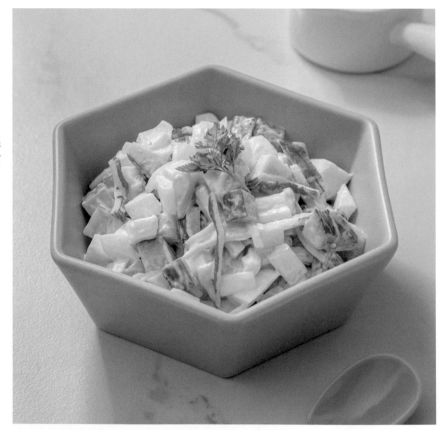

① 　蟹肉棒撕成絲狀，洋蔥、小黃瓜切丁備用。

　　蟹肉棒請購買肉含量75%以上，也可以換成鮪魚。可用青花菜取代小黃瓜。

② 　將水煮蛋的蛋白與蛋黃分離，並將蛋白切碎。

③ 　所有材料混合均勻，就可以盛盤上桌囉。

[NOTE] 為了使口感更清爽以及增加蛋白質含量，故僅使用蛋白。如果覺得不用蛋黃怕浪費，也可以改用1顆全蛋。

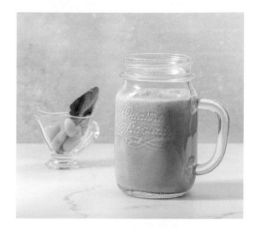

菠菜豆漿奶昔

菠菜含有豐富的維他命A、葉酸、鎂,可以保護視力、預防貧血與眼皮顫抖。只需這杯菠菜奶昔,就能滿足一天所需約35%的維他命A,為了明亮的眼睛,請一定要試試。

材料 菠菜100g、無糖豆漿300ml、奶油豆20g、阿洛酮糖1匙。

① 將奶油豆放入鹽水中,煮滾5分鐘以上。
   奶油豆也可用黑豆替換。

② 奶油豆撈起來後,換放菠菜下去汆燙1分鐘。
   到這裡完成的菠菜和奶油豆可以冷凍保存,以節省下次的料理時間。

③ 無糖豆漿、奶油豆、菠菜、阿洛酮糖一起放入果汁機裡攪打。

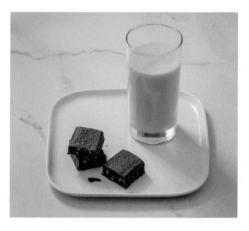

簡易餐1. 高蛋白杏仁飲

富含維他命E的杏仁和蛋白棒所組成的簡易早餐。蛋白棒可以自製,也可以購買市售品牌。

材料 蛋白棒1根、杏仁奶190ml。

① 請事先準備好推薦的蛋白棒。

② 和杏仁奶一起享用。

NOTE 蛋白棒推薦科克蘭、NUTRIGRAM誠實蛋白棒、IDEA NUTRITION,杏仁奶建議低糖或原味。

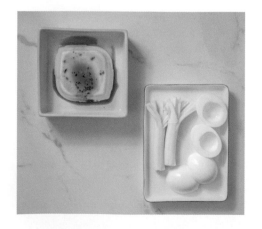

簡易餐2. 豆腐雞蛋

嫩豆腐、蛋白、起司條所組成的簡易餐。一般便利商店這三種食物都買得到,所以很容易準備。

材料 豆腐140g、蛋白3顆、低脂起司條24g。

① 將水煮蛋的蛋黃和蛋白分離。

② 與豆腐、起司條一起食用。

NOTE 豆腐可以淋上和風油醋醬,雞蛋不管燻製或煎的都可以。低脂起司條請購買重量30g以內的。

第4週低碳高蛋白
選擇中餐

選擇第4週中餐菜單之前，務必要知道的「常識小百科」！

Q 下列何種魚的味道與鯖魚相近，但脂肪含量低，維他命D含量高達2倍，是屬於高蛋白魚類？

① 鮭魚
② 白腹魚
③ 秋刀魚
④ 斑鰶
⑤ 鰈魚

A 白腹魚

白腹魚有豐富的維他命D，能夠預防失眠和憂鬱症，對骨骼健康來說也是很重要的營養素。此營養素很難從魚類以外的食物攝取到充足的量，所以這就是每週都要攝取魚肉的最主要原因。而且白腹魚的腥味比鯖魚少，肉質較軟嫩，對大人、小孩來說都是無負擔的魚料理。

各種狀況的中餐應對食譜

1. 適合帶便當的料理。

① 雞胸肉三明治　　② 溏心蛋　　③ 蒜香烤白腹魚　　④ 鮮蝦魚板

2. 想要一次大量製作備料的菜單。

① 雞胸肉三明治　　**②** 溏心蛋　　③ 蒜香烤白腹魚　　④ 鮮蝦魚板

3. 準備時間短的料理。

① 雞胸肉三明治　　② 溏心蛋　　**③** 蒜香烤白腹魚　　④ 鮮蝦魚板

選項1. 方便帶便當的「便當餐」

雞胸肉三明治 p.254

主材料	雞胸肉	營養成分	390kcal
所需時間	20〜25分鐘		碳水化合物36g
料理方式	煎烤		脂肪9g
			蛋白質38g
預定食材費用	約NT$65		鈉601mg
			膳食纖維3g

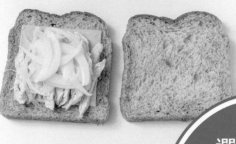

選項2. 可以吃很久的「家常小菜」

溏心蛋 p.256

主材料	雞蛋	營養成分	385kcal
所需時間	40〜50分鐘		碳水化合物40g
料理方式	水煮		脂肪14g
			蛋白質25g
預定食材費用	約NT$40		鈉525mg
			膳食纖維1.4g

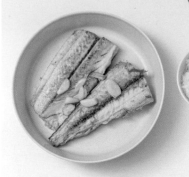

選項3. 有助血管健康的「補品餐」

蒜香烤白腹魚 p.258

主材料	白腹魚	營養成分	391kcal
所需時間	15分鐘		碳水化合物29g
料理方式	煎烤		脂肪12g
			蛋白質42g
預定食材費用	約NT$30		鈉230mg
			膳食纖維4.5g

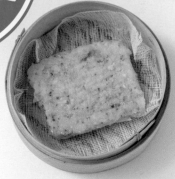

選項4. 口感驚艷的「味覺滿足餐」

鮮蝦魚板 p.260

主材料	蝦子	營養成分	420kcal
所需時間	40〜50分鐘		碳水化合物23g
料理方式	攪打、蒸		脂肪12g
			蛋白質52g
預定食材費用	約NT$90		鈉1090mg
			膳食纖維2g

選出自己
想吃的
第4週中餐

雞胸肉 | 雞胸肉三明治

包有雞胸肉和起司的三明治,吐司先烤過會更美味喔。也很適合帶便當,可多多利用這道菜單。

36%
碳水化合物

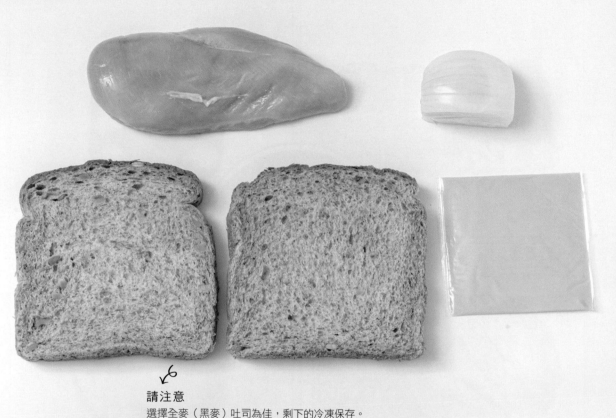

↙
請注意
選擇全麥(黑麥)吐司為佳,剩下的冷凍保存。

必備食材	雞胸肉120g、吐司2片(70g)、起司片1片(20g)、洋蔥30g。
調味料	胡椒粉少許。
推薦的配料	蕃茄、墨西哥辣椒、卡宴辣椒粉(烤雞胸肉時可撒上)。
可搭配的食材	無糖酸黃瓜、墨西哥辣椒。
TIP	這道菜單很推薦在正在減肥且喜歡吃麵包的人。

□ EASY
□ MEDIUM
□ HARD

20～25min

煎烤

冷藏保存
當天食用完畢

390KCAL

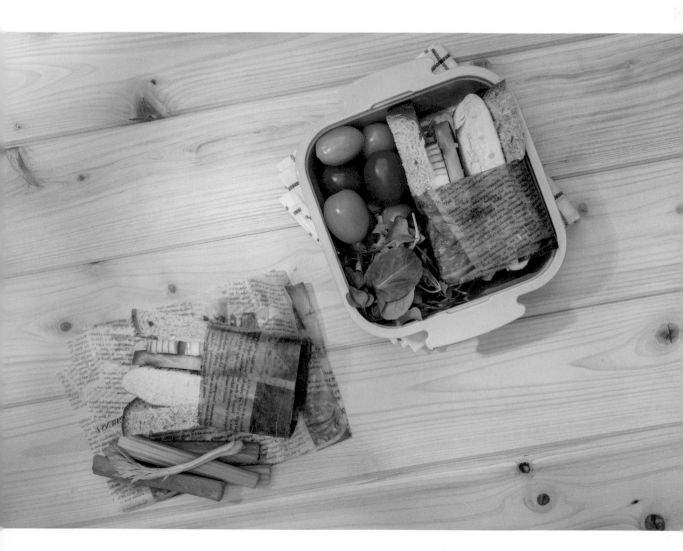

① 洋蔥切絲。

② 雞胸肉用煎或汆燙的，煮熟後撕成雞絲，用胡椒粉調味。
也可使用煙燻雞胸肉或加工過的。在挑選雞胸肉時，請挑選肉含量有95%以上的爲佳。

③ 在吐司上依序將起司片、雞胸肉、洋蔥、吐司擺放上去。
起司片也可以換成1匙芥末美乃滋。

雞蛋 | 溏心蛋

在日式料理店經常看得到溏心蛋。水煮時間必須剛剛好，才能吃到滑嫩的蛋黃。很適合冷藏保存的一道配飯小菜。

41%
碳水化合物

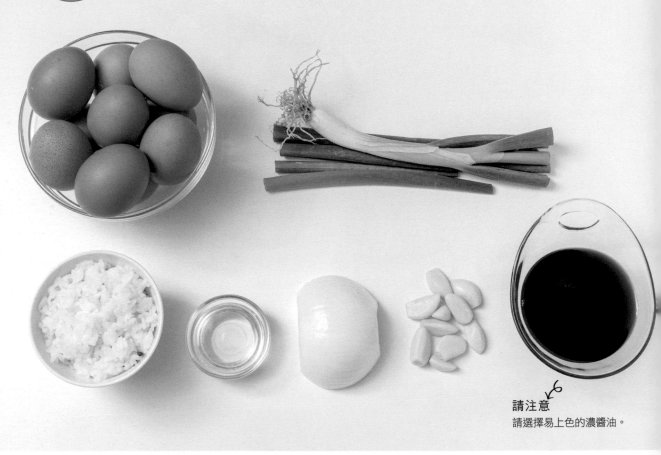

請注意
請選擇易上色的濃醬油。

必備食材	雞蛋4顆、蔬菜飯150g。
醬料	醬油1／3杯、蒜頭5顆 (20g)、洋蔥1／3顆、大蔥半根、阿洛酮糖4匙。
調味料	鹽巴、醋少許。
推薦的配料	昆布、薑、胡椒粒（醬油煮開後再放入）。
可搭配的食材	低鹽醬菜。
建議搭配的飯類	蔬菜飯。
TIP	味道就像在日本料理店吃到的半熟蛋，這軟嫩黏稠的滋味真是好得沒話說。

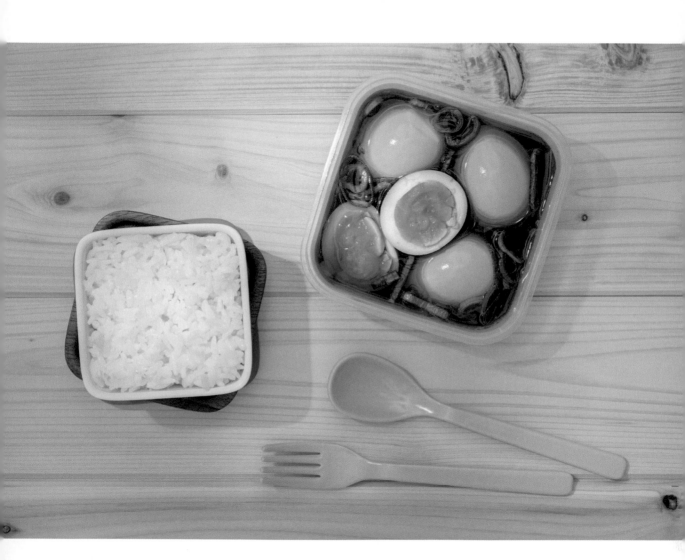

① **在水裡加入鹽、醋各2匙，接著放入雞蛋水煮。**
以沸騰爲基準，滾7分鐘。如果是喜歡全熟的人可以多煮2分鐘。

② **將煮好的雞蛋放入冷水中。**
這時可以輕敲蛋殼製造裂痕，這樣蛋殼會更好剝。

③ **在鍋子裡倒入6杯水，將醬料的材料全部放入，煮到蒜頭軟爛。**

④ **接著把醬料的食材撈起來，待放涼後，剝掉蛋殼，用容器把雞蛋和醬油裝在一起冷藏保存。**
不可以將雞蛋放入尚未冷卻的醬料中，這樣醬汁的熱氣會使雞蛋變熟，就不是半熟蛋了。

⑤ **4顆溏心蛋搭配蔬菜飯享用。**

白腹魚 | 蒜香烤白腹魚

脂肪含量低、蛋白質豐富的白腹魚,可以沒負擔地攝取魚肉蛋白質。和蒜頭一起烤可以去除腥味,是更能品嘗出白腹魚滋味的烹調方法。

30%
碳水化合物

請注意
白腹魚請購買處理好的冷凍魚較便利,富含維他命D,
鞏固骨骼健康。

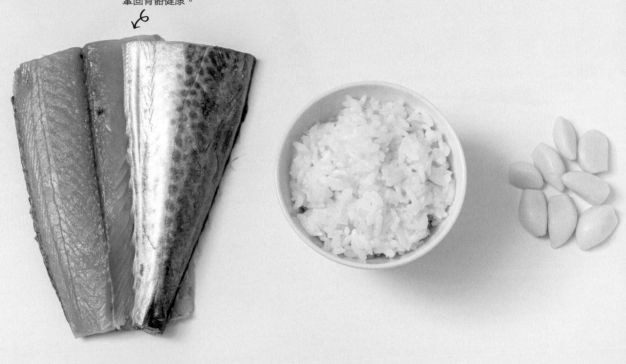

必備食材	白腹魚200g、蒜頭8顆 (40g)、蔬菜飯100g。
調味料	胡椒粉少許、沙拉油1／2匙。
推薦的配料	迷迭香 (烤魚時添加少許氣味更棒)、生菜、芥末醬油。
可搭配的食材	醋醃蒜頭。
TIP	沾附迷迭香氣的烤魚,多了一層風味,是讓人吃了會開心的料理。

☐ EASY
☐ **MEDIUM**
☐ HARD

15min

煎烤

冷藏保存 1~2天

391KCAL

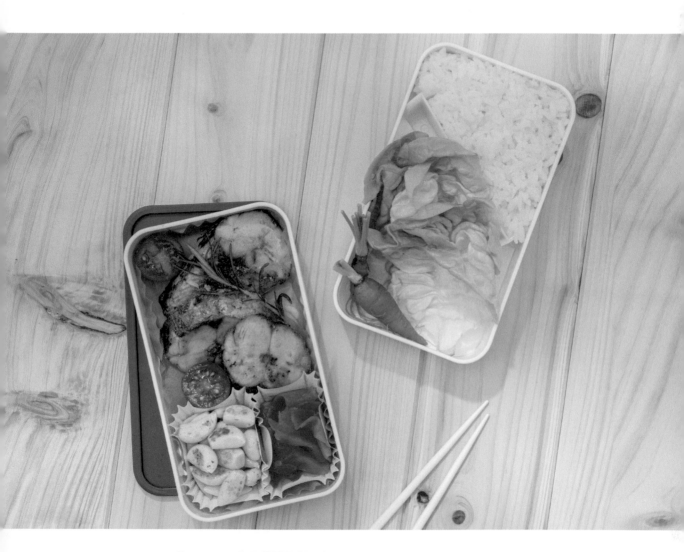

① 在平底鍋裡倒入沙拉油，先下蒜頭爆香。

② 蒜頭炒至褐色時，放入白腹魚。
請將魚肉面朝下放入平地鍋中。

③ 等待魚肉面充分煎熟之後再翻面。
也可使用氣炸鍋。

④ 待兩面全熟了以後，就可以與蔬菜飯一同享用。

蝦子 ｜ 鮮蝦魚板

聽到要在家做魚板，會覺得很困難吧？其實這道菜單料理過程比想像中簡單，而且海鮮的魅力在於它有咬勁的口感，這是一道會經常令人懷念的料理，只要做一次就可以冷凍保存很久。

22%
碳水化合物

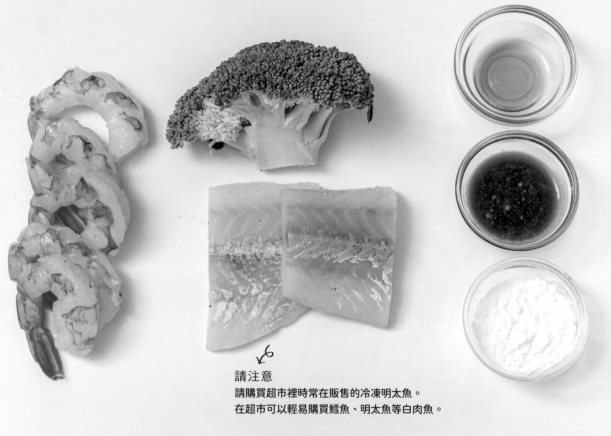

請注意
請購買超市裡時常在販售的冷凍明太魚。
在超市可以輕易購買鱈魚、明太魚等白肉魚。

必備食材	蝦仁200g、白肉魚100g、花椰菜50g、太白粉1.5匙 (23g)。
醬料	芥末醬油2匙 (如果沒有事先做，也可以用醬油2匙代替)、 香油1／2匙、食用油1匙。
推薦的配料	乾辣椒片。
可搭配的食材	芥末韭菜。
TIP	可以吃到鮮肥脆口的蝦肉，搭配芥末醬油就成了夢幻組合！

□ EASY
□ MEDIUM
■ HARD

40～50min

攪打、蒸

冷凍保存　2週

420KCAL

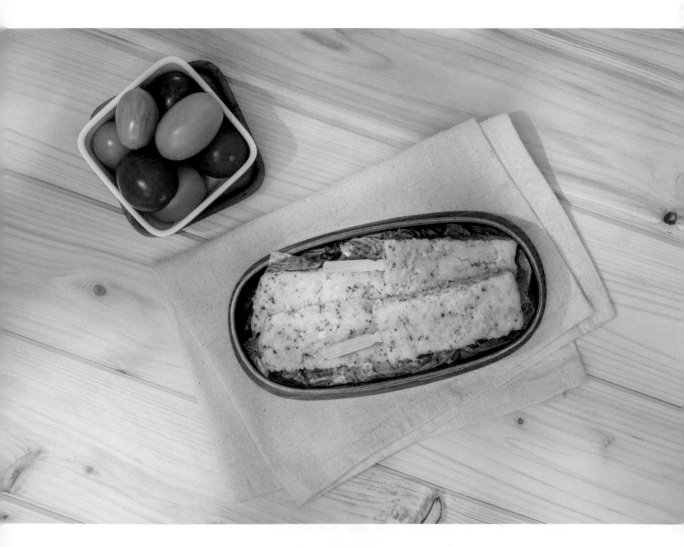

① 花椰菜汆燙2～3分鐘後切碎。

② 蝦仁、白肉魚用調理機攪打成泥。

③ 加入花椰菜末和太白粉攪拌均勻。
太白粉也可以改用其他澱粉。接著可將此步驟的食材放進冰箱1小時熟成會更好，省略也沒關係。

④ 在蒸籠上鋪上蒸炊紙，抹上一層沙拉油，然後將魚漿的形狀弄得扁圓，放在紙上。

⑤ 魚漿上方抹上一層沙拉油後，蒸15～20分鐘。

⑥ 芥末醬油和香油混合均勻，做成沾醬。完成的魚板就可以沾來吃囉。

第4週低碳高蛋白

選擇晚餐

選擇第4週晚餐菜單之前，務必要知道的「常識小百科」！

 下列何項肉品中的蛋白質含量最高呢？

1 雞胸肉

2 牛膝蓋

3 豬里肌

4 牛臀肉

5 鴨胸

 答案為以上皆是。

嚇到了嗎？這些都是屬於蛋白質含量最高的部位，上方五種肉類的部位蛋白質的含量都介於22～23%。那麼蛋白質最少的部位在哪裡呢？是雞翅，只有12%，因為外皮覆蓋的面積較多，所以脂肪含量更多。

各種狀況的晚餐應對食譜

1. 想要一次大量製作的菜單。
1 醬滷牛肉蓋飯　**2** 鮪魚豆腐粥　**3** 清蒸雞胸肉青花菜　**4** 牛肉涮涮鍋

2. 肯定吃得飽的菜單。
1 醬滷牛肉蓋飯　**2** 鮪魚豆腐粥　**3** 清蒸雞胸肉青花菜　**4** 牛肉涮涮鍋

3. 想要碳水低的菜單。
1 醬滷牛肉蓋飯　**2** 鮪魚豆腐粥　**3** 清蒸雞胸肉青花菜　**4** 牛肉涮涮鍋

選項1. 全家人一同享用的「家庭餐」

醬滷牛肉蓋飯 p.264

主材料	牛肉	營養成分	400kcal
所需時間	40～50分鐘		碳水化合物33g 脂肪11g
料理方式	燉煮		蛋白質40g 鈉600mg
預定食材費用	約NT$105		膳食纖維5g

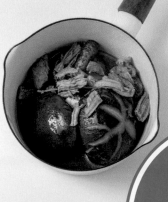

選項2. 撫慰疲憊身心的「溫暖餐」

鮪魚豆腐粥 p.266

主材料	鮪魚	營養成分	380kcal
所需時間	20分鐘		碳水化合物31g 脂肪14g
料理方式	煮		蛋白質32g 鈉440mg
預定食材費用	約NT$65		膳食纖維4.3g

選出自己
想吃的
第4週晚餐

選項3. 因為簡單所以常煮的「簡易型1」

清蒸雞胸肉青花菜 p.268

主材料	雞胸肉	營養成分	421kcal
所需時間	30分鐘		碳水化合物36g 脂肪12g
料理方式	煮		蛋白質40g 鈉570mg
預定食材費用	約NT$65		膳食纖維6g

選項4. 因為簡單所以常煮的「簡易型2」

牛肉涮涮鍋 p.270

主材料	牛肉	營養成分	396kcal
所需時間	20～30分鐘		碳水化合物28g 脂肪8g
料理方式	煮		蛋白質53g 鈉1380mg
預定食材費用	約NT$170		膳食纖維8g

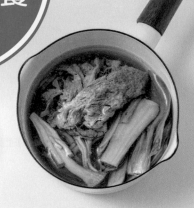

牛肉 ｜ 醬滷牛肉蓋飯

你知道醬滷牛肉其實是一道高蛋白質料理嗎？在飯上融化點奶油搭配著吃，超級下飯的喔。

33%
碳水化合物

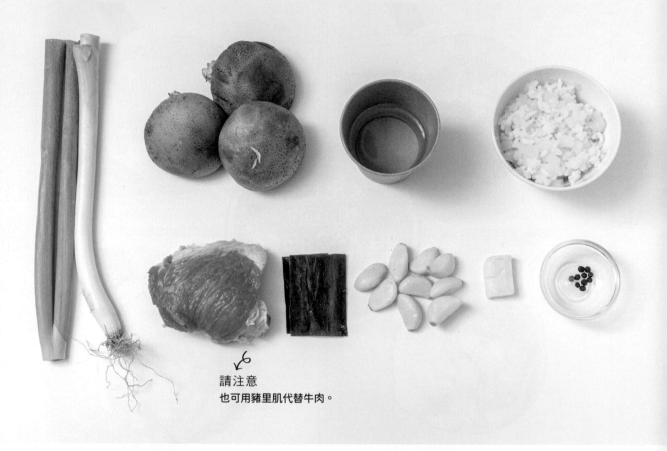

✂
請注意
也可用豬里肌代替牛肉。

必備食材	牛膝肉150g、香菇50g、奶油5g（1份）、蒟蒻飯150g（1份）。
高湯用食材	水500ml、蒜頭5顆（20g）、大蔥半根、昆布5g、胡椒粒5顆、燒酒1／4杯（40ml）。
調味料	醬油1／4杯（40ml）、阿洛酮糖1匙。
TIP	香菇和牛肉一起滷，風味加倍。

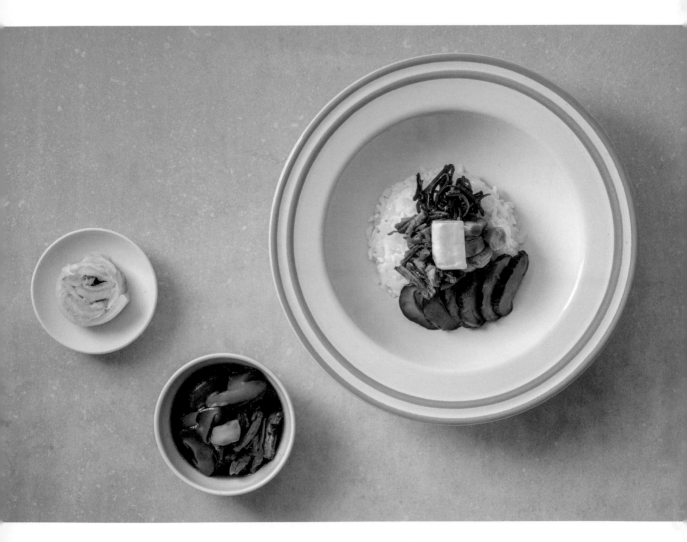

① 鍋裡放入高湯用食材、牛肉一起煮滾15分鐘。
② 將雜質、高湯材料、牛肉撈起後，加入醬油、阿洛酮糖和香菇。
③ 牛肉撕成牛肉條大小，再次放入鍋中滷。
④ 將湯汁煮到稍稍淹蓋到牛肉的水量後，熄火待冷卻。
⑤ 與奶油和蒟蒻飯一起拌著吃。

鮪魚 | 鮪魚豆腐粥

鹹鹹的鮪魚和軟嫩香濃的豆腐所組成的低碳粥品。由於這道菜單的材料
費低廉，非常推薦給想省錢的自炊族。

32%
碳水化合物

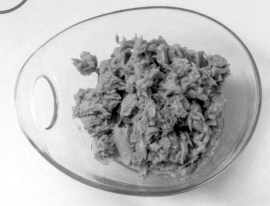 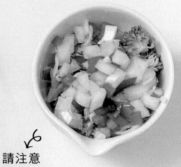

請注意
蔬菜可隨意放入紅蘿蔔、青花菜、洋蔥、大蔥。

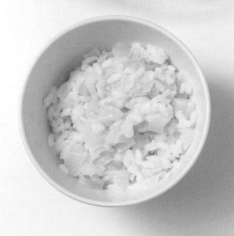 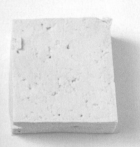

必備食材	豆腐100g、鮪魚90g、蔬菜末70g、蔬菜飯100g。
可搭配的食材	低鹽白泡菜。
TIP	份量充足，製作方便。

□ EASY
□ MEDIUM
□ HARD

20min

煮

冷藏保存　1～2天

380KCAL

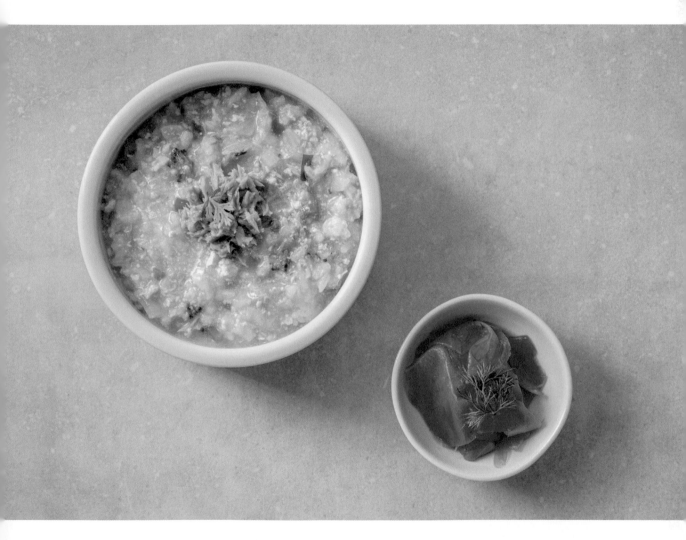

① 在鍋中放入500ml的水、飯和蔬菜一同煮滾。
蔬菜飯也可以換成蕈菇飯。

② 放入豆腐泥。

③ 煮到適當的濃度再放入鮪魚，滾1分鐘後即可熄火起鍋。
鮪魚的重量是將鮪魚的油儘量瀝乾，鮪魚煮太久會變柴。因為鮪魚已經有鹹度，建議不要再另加鹽調味。

雞胸肉 | 清蒸雞胸肉青花菜

這道菜單是雞胸肉和青花菜一起清蒸。青花菜吸附滿滿的雞胸肉肉汁和奶油，味道不輸雞胸肉。最大的優點是營養又好吃。

35%
碳水化合物

請注意
也可用雞柳代替雞胸肉。
因為雞柳煮太久會碎掉，儘可能還是用雞胸肉料理。

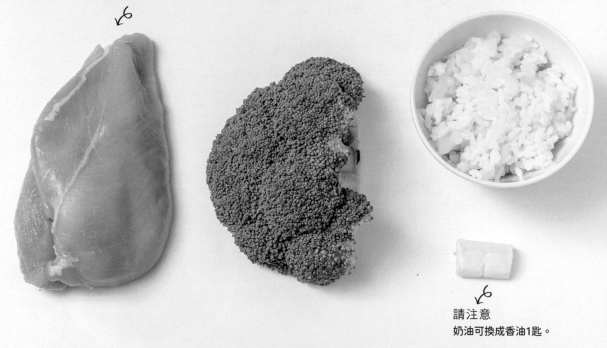

請注意
奶油可換成香油1匙。

必備食材	雞胸肉150g、青花菜120g、奶油12g、蒟蒻飯150g。
調味料	鹽、胡椒粉少許、燒酒1／3杯（35ml）。
推薦的配料	蒜酥。
TIP	吸附了肉汁和奶油的青花菜，好吃到一口接一口。

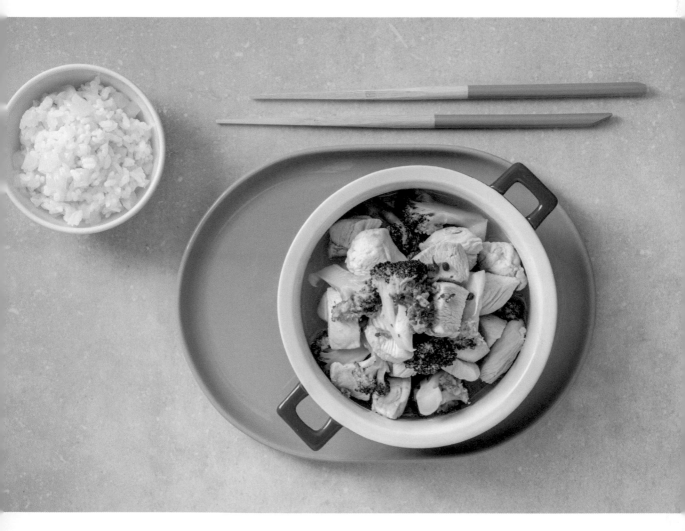

① 用活水將雞胸肉洗淨後，切成好入口的大小，並用鹽、胡椒粉調味。

② 青花菜洗淨後切成好入口的大小。

③ 鍋子裡倒入700ml的水和燒酒，放入雞胸肉煮。
   也可換成鰻魚昆布高湯使用。

④ 雞胸肉煮至半熟的時候，放入青花菜一起煮。

⑤ 湯煮到沸騰時，放入奶油再煮1分鐘後關火。

⑥ 搭配蒟蒻飯一起享用。

牛肉 | 牛肉涮涮鍋

涮涮鍋的好處是可以一次攝取大量的蔬菜和牛肉，準備過程也比想像中來得容易。因為肉和菜的份量充足，吃起來會是很滿足的一餐。最後的湯汁可以拿來煮粥。

28%
碳水化合物

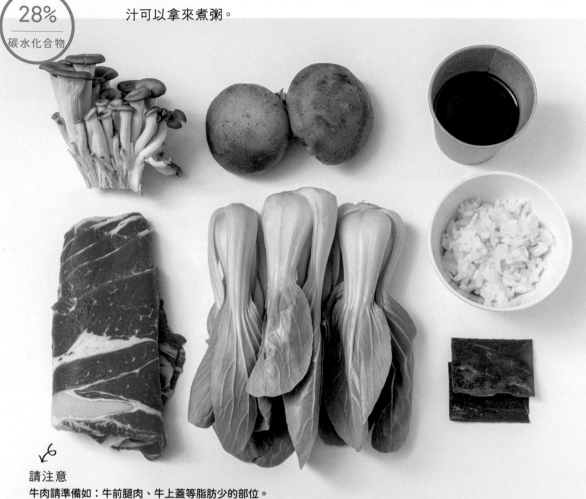

請注意
牛肉請準備如：牛前腿肉、牛上蓋等脂肪少的部位。

必備食材	牛肉200g、各種菇類150ml、青江菜150g、蔬菜飯50ml。
高湯用食材	水1L、鰹魚醬油1／3杯 (60ml)、昆布15g (也可使用鰻魚昆布湯料包)。
調味料	香油1／2匙、芥末醬油3匙。
TIP	充足的肉和蔬菜，最後還可以用濃郁的湯頭煮粥來吃。

□ EASY
□ **MEDIUM**
□ HARD

20～30min

煮

冷藏保存
當日食用完畢

396KCAL

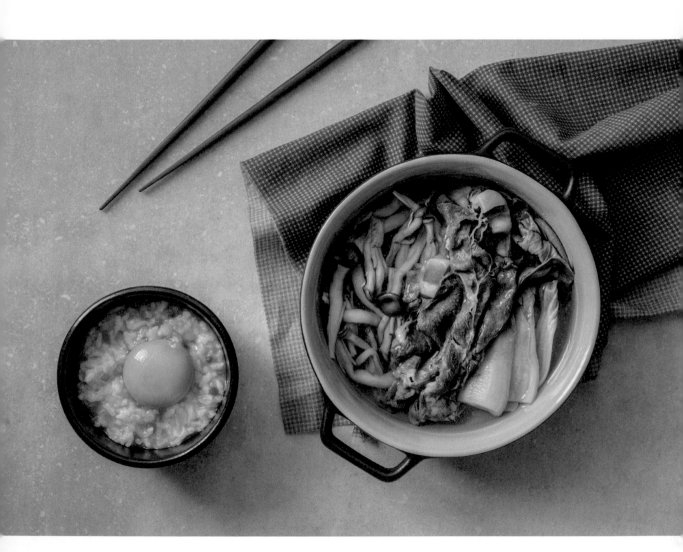

① 在鍋裡放入水、昆布還有鰹魚醬油，煮至剩餘原水量的2／3。

② 將昆布撈出，把牛肉、菇類、青江菜放進去煮熟後就可以吃了。
青江菜也可換成大白菜或是其他葉菜類，在吃涮涮鍋時經常沾的辣椒醬裡面加了很多糖，
所以低碳菜單裡不推薦，請使用芥末醬油。

③ 牛肉和蔬菜全吃光了之後，可以放入蔬菜飯和香油熬煮成粥。
湯如果變少鹽分會提高，所以在煮粥之前請先再加一、兩杯水進去。
蔬菜飯也可以換成薑菇飯或是蒟蒻飯。

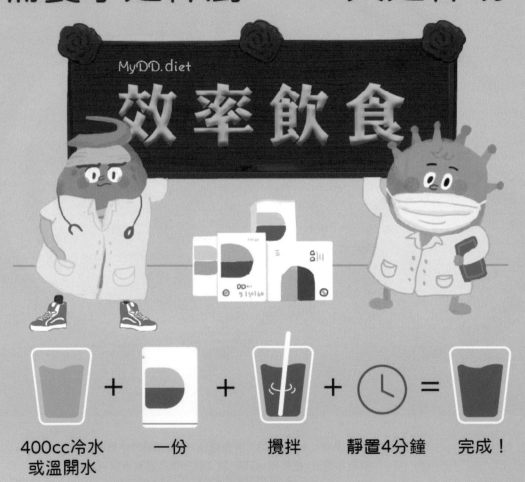

減重後的不復胖菜單

A

取代外食的低卡路里菜單

將經常吃的披薩、炸雞、漢堡等高卡路里的食物，稍微經過改良，味道和份量雖然差不多，但卻可以攝取較少的卡路里。這食譜既不是高蛋白，也不是高脂肪，而是將焦點聚集在低碳水、低卡路里，請大家要記得這點喔。

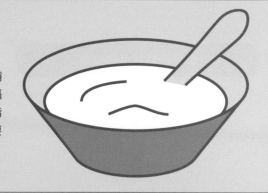

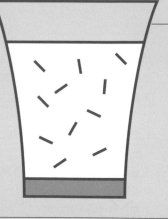

B

用「無糖飲料」代替飲品及甜食

會使我們發胖的還有一個原因！那就是手搖飲料及甜食。這是爲了有壓力就想吃甜食，但忍著更加痛苦、壓力倍增的人所準備的。請準備有甜味但卡路里趨近於零的阿洛酮糖！

C

安心吃也沒關係的優質低碳零食

要遠離蛋糕或巧克力棒這些甜點相當不容易吧！但光一想到甜味之下所隱藏的碳水化合物就該戒斷，如果眞的有困難，可以活用這些零食食譜。盡情地享受甜味的同時，還有助你減少碳水化合物的攝取。

4週過後該怎麼做呢？
營養師推薦的日常生活菜單

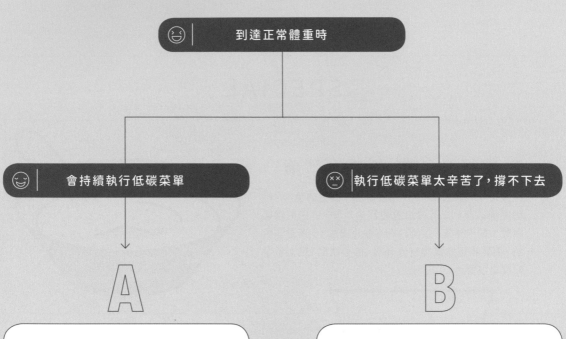

到達正常體重時

會持續執行低碳菜單

執行低碳菜單太辛苦了，撐不下去

A

即便達到正常體重也願意繼續維持低碳菜單，那是最好不過的。但是本書所限制的卡路里是1,000～1,200kcal，對於已達正常體態的狀況來說不太合適。如果繼續維持這個攝取量，有可能會造成體重持續下降、身體狀況變差等各種問題產生。建議參考本書中的食譜，另外試著稍微增加脂肪或是蛋白質食物的份量。

B

達到目標後就想回到一般飲食習慣，如此一來體重恢復也只是時間問題。那麼請遵守以下幾點守則吧！

1. 含糖零食一天不要超過200kcal（如含糖飲料、麵包、餅乾）。
2. 飯和麵只攝取一半的量，多補充蔬菜和蛋白質。
3. 自己料理時不要加糖。
4. 在吃完碳水含量高的食物後，一定要步行15分鐘以上。
5. 想叫外送、宵夜時，請參考「減重後的菜單」。

在實行低碳菜單一段時間之後又回到一般飲食習慣，那麼體重恢復只是時間問題。應該要把低碳融入每日生活，而不是短暫的減肥法，只是一輩子都要照著本食譜書生活也不容易。那麼為了我們的下一步，先想想看你是屬於哪一種屬性。

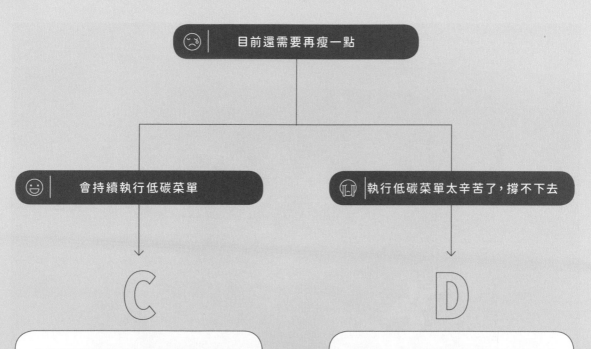

目前還需要再瘦一點

會持續執行低碳菜單

執行低碳菜單太辛苦了，撐不下去

C

D

如果計劃繼續執行低碳菜單，讓體重再掉幾公斤，我會推薦再走一次4週菜單。但執行前請先檢視目前身體狀況，因為限制每日熱量攝取所致的無力及頭暈狀況日漸惡化的話，在執行低碳菜單時，餐與餐之間一定要補充低碳零食。如果狀況很好，只要放心再走一次4週的過程就可以了。

雖然還沒到達目標，但因為覺得執行低碳菜單太困難的人，請遵守B的5點守則並試著積極地運動。因為也有人覺得持續運動比調整飲食來得輕鬆，也可以和教練諮詢。不過以我自身的經驗是，在膝蓋和腰沒有問題的前提下，有氧搭配重訓比較好。先藉由重訓快速消耗碳水化合物，之後再利用有氧來燃燒脂肪效果最好（碳水化合物被代謝完之後才會開始燃燒脂肪）。而且有氧運動需要達到會喘氣的強度才有效果。

要注意的是，如果在身體還沒準備好的情況下，就突然開始進行重訓很容易受傷，所以一定要先做10分鐘的拉筋，讓身體暖和了才開始。運動時間也不要超過90分鐘，運動過度說不定還會促使老化。

卡路里只有一般烤雞的一半

烤雞

30～40min / 煮 / 冷藏保存
當天食用完畢 / 496kcal

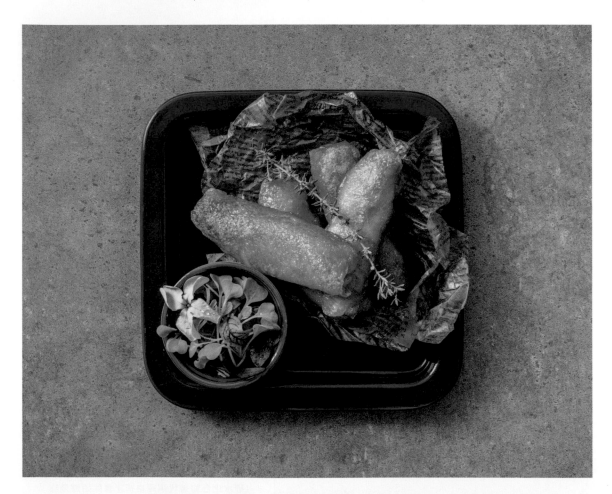

材料
雞柳300g
米餅皮5張
醬油1匙
卡宴辣椒粉1／3
匙阿洛酮糖1匙
沙拉油1匙
胡椒粉少許

碳水化合物——18g
脂肪————16g
蛋白質————70g
膳食纖維————1g

利用脂肪低、口感柔軟的雞柳製成的烤雞。使用米餅皮來滿足喜歡酥脆口感的朋友。

① 醬油、卡宴辣椒粉、阿洛酮糖、胡椒粉均勻混合，抹在雞柳上醃10分鐘。

② 把米餅皮對切，放在溫水裡浸泡，待軟了之後將雞柳捲起來。
以這狀態可以冷凍保存很久。

③ 餅皮邊稍微抹上一點沙拉油，放進烤箱或是氣炸鍋烤15分鐘。

NOTE 米餅皮如果泡在熱水裡會太軟不好捲雞肉，所以建議使用溫水就好。

辣炒年糕

20～25min / 煮 / 冷藏保存
當天食用完畢 / 230kcal

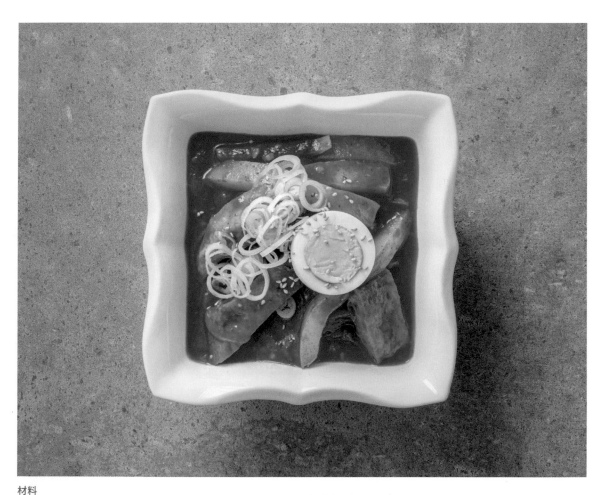

材料
蒟蒻板200g
魚板70g
洋蔥1／3顆
高麗菜50g
醬料
蕃茄辣椒醬1匙
蒜泥1匙
阿洛酮糖2匙
辣椒粉1／2匙
在來米粉1／2匙
胡椒粉少許

碳水化合物———40g
脂肪————————2g
蛋白質—————12g
膳食纖維————9g

年糕的碳水含量相當高，但是用蒟蒻來代替，就能大大減少碳水含量和卡路里。使用少許的澱粉增加一點黏稠感，你一定會喜歡。

① 水500ml和醬料混合，用平底鍋煮開。
② 洋蔥、高麗菜切絲，蒟蒻和魚板切成好入口的大小。
③ 在滾開的醬料中，先放入蒟蒻和高麗菜煮熟。
④ 高麗菜熟了之後再放入洋蔥、魚板。

NOTE 蒟蒻板長得有點像涼粉，先將它泡在醋水裡去除它特有的味道。

卡路里只有一般披薩的一半

芝加哥披薩

40min / 烤箱料理 / 冷藏保存
當天食用完畢 / 867kcal

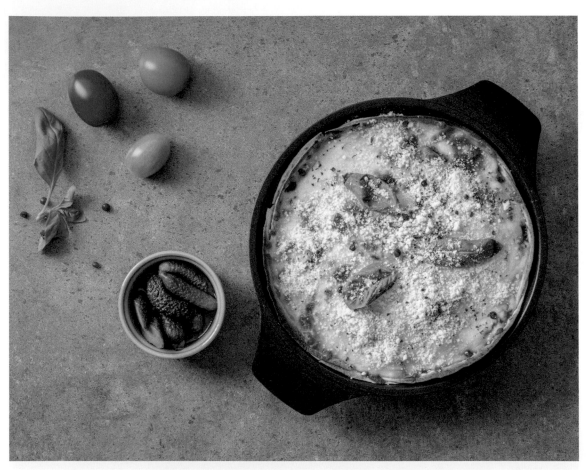

材料
墨西哥餅皮1張
莫 札 瑞 拉 起 司
100g
牛絞肉100g
蘑菇3顆
洋蔥半顆
蕃茄糊半杯
帕瑪森起司粉1
匙（30g）
奶油10g
鹽、胡椒粉少許

碳水化合物──55g
脂肪──43g
蛋白質──65g
膳食纖維──7.6g

用薄的墨西哥餅皮，取代披薩餅皮做成深盤披薩的形式，裡面有豐富的配料和起司，好處是可以使用各式各樣的低碳配料。

① 將墨西哥餅皮放入深烤盤後，先在預熱的烤箱烤2～3分鐘。

② 墨西哥餅皮拿出來放涼之後塗上奶油，剩餘的奶油拿來炒牛絞肉。

③ 在平底鍋裡放入牛絞肉、鹽、胡椒調味，炒得香酥後起鍋。

④ 接著將蘑菇切成塊、洋蔥切末放進去炒至褐色。

⑤ 最後蕃茄糊和蔬菜、牛絞肉全倒入鍋中一起拌炒。

⑥ 將配料全部放在墨西哥餅皮上，再鋪上莫札瑞拉起司，然後撒上帕瑪森起司粉。

⑦ 放入烤箱，烤到起司全部融化就完成了。

卡路里只有一般炸醬的一半

海鮮炸醬

| 30min | / | 煮 | / | 冷藏保存
當天食用完畢 | / | 684kcal |

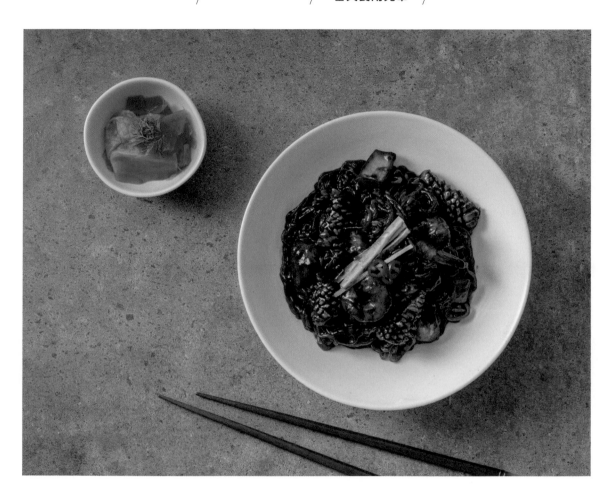

材料
洋蔥1顆（250g）
高麗菜100g
蝦、魷魚等海鮮200g
杏鮑菇300g（3～4根）
甜麵醬2匙（30g）
沙拉油3匙（30g）
阿洛酮糖3匙

碳水化合物——41g
脂肪————34g
蛋白質————54g
膳食纖維———18g

現在大家應該都很清楚在麵類料理利用菇類取代麵條，不僅提升風味，還能降低卡路里。炸醬麵也是一樣，上頭鋪了滿滿的海鮮料，絕對超滿足。

① 洋蔥、高麗菜切成2公分的小丁，杏鮑菇切絲備用。

② 杏鮑菇先在滾水中稍微汆燙後瀝乾。

③ 平底鍋裡倒入沙拉油，將洋蔥炒至褐色。
要炒到焦化才會產生甜味。

④ 加入甜麵醬、蝦仁、魷魚、阿洛酮糖拌炒約2～3分鐘。

⑤ 加入1杯水，接著放入高麗菜。

⑥ 煮出炸醬的濃稠度後關火，然後將炸醬淋到杏鮑菇絲上就完成囉。

牛胸肉辣湯麵

20～30min	煮	冷藏保存 當天食用完畢	650kcal

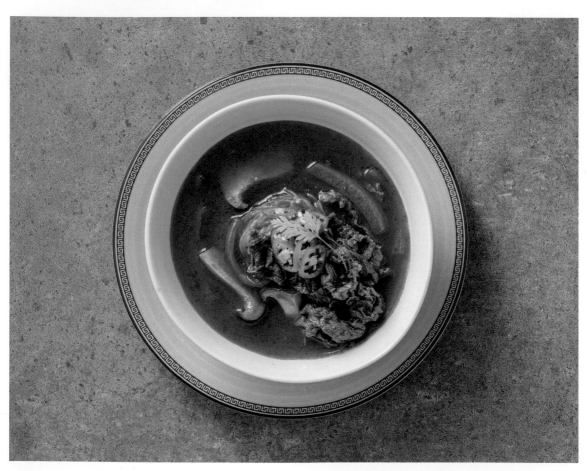

材料
牛胸肉100g
洋蔥1顆
杏鮑菇1根（100g）
蒟蒻麵200g

醬料
辣油1匙
辣椒粉半匙
鹽少許

碳水化合物——33g
脂肪————47g
蛋白質———24g
膳食纖維———15g

鋪了牛胸肉的辣湯麵，肉的濃郁香氣令人食指大動之外，還能減少碳水攝取量，來一碗清爽的辣湯麵吧。

① 　將牛胸肉放入平底鍋煎。
② 　牛胸肉熟了後取出，用鍋裡的油來炒醬料，中小火炒約1分鐘。
③ 　放入洋蔥絲、杏鮑菇絲拌炒一下，接著再放入蒟蒻麵、水2杯煮開。
④ 　接著放入煎好的牛胸肉，再煮滾1～2分鐘即可熄火。

NOTE 牛胸肉也可以改用牛五花肉，蒟蒻麵先浸置在醋水裡10分鐘去除蒟蒻獨特的味道。

卡路里只有一般海鮮泡麵的一半

海鮮泡麵

20～30min / 煮 / 冷藏保存
當天食用完畢 / 393kcal

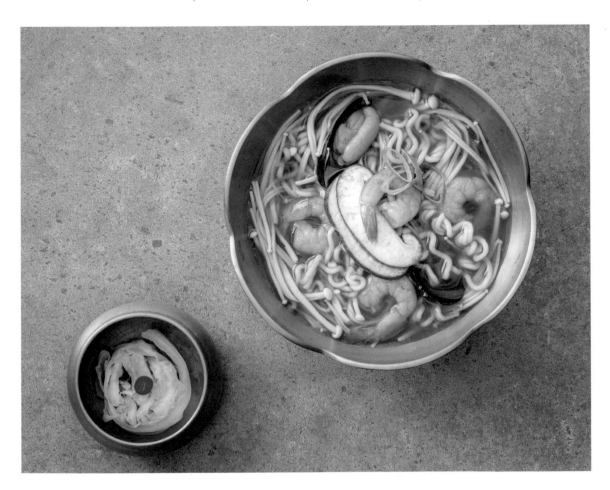

材料
泡麵半包（55g）
淡菜100g
蝦子100g
　（3～4尾）
金針菇200g
泡麵調味包1包

碳水化合物————48g
脂肪————————9g
蛋白質—————30g
膳食纖維————8g

減肥時讓人最難抗拒的其中一項食物就是泡麵，不過只要花點心思研究，泡麵也能吃得健康。就用加入澎湃的海味泡麵，一起愉快地做體重管理吧。

① 鍋裡放入350ml的水燒開。
② 金針菇、淡菜、蝦仁、調味包全放入之後煮1～2分鐘。
③ 接著放入泡麵。
④ 麵條硬度煮至個人喜好後，就完成囉。

NOTE 這道的調味使用泡麵裡面附的佐料即可。

卡路里只有一般奶油燉飯的一半

牛肉奶油燉飯

20～30min / 煮 / 冷藏保存 當天食用完畢 / 587kcal

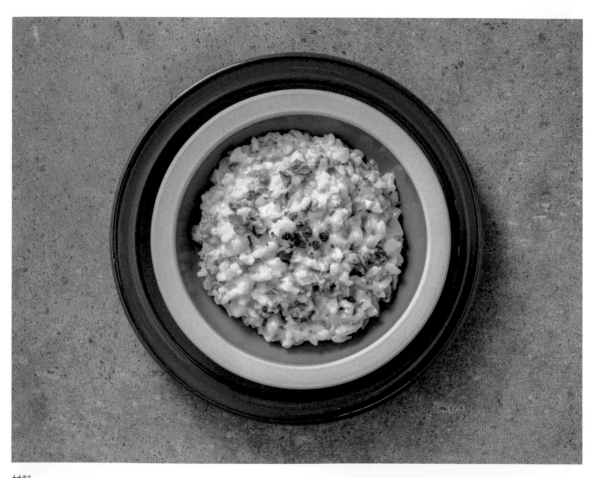

材料
牛肉100g
米飯50g
蒟蒻飯200g
洋蔥半顆
蘑菇3顆
牛奶300ml
鮮奶油30ml
鹽、胡椒少許

碳水化合物————49g
脂肪————27g
蛋白質————38g
膳食纖維————8g

與香濃黏稠的白醬混合成的奶油燉飯是很受歡迎的餐點，用蒟蒻代替白飯降低卡路里。試著在家中營造出高級餐廳的氣息。

① 蒟蒻切碎成米粒大小，泡醋水去異味。
② 平底鍋裡加入水100ml、牛奶、蘑菇、洋蔥後，用中火煮滾。
③ 用廚房紙巾擦拭牛肉表面上的血水，然後放入蒟蒻、米飯一起煮。
④ 煮到濃度適中，再加入鮮奶油煮開1～2分鐘，即可關火。

NOTE 也可以購買現成的蒟蒻米代替蒟蒻板，但請挑選無澱粉的。

卡路里只有一般早午餐的一半

居家早午餐1

| 20～30min | / | 煮 | / | 冷藏保存
當天食用完畢 | / | 540kcal |

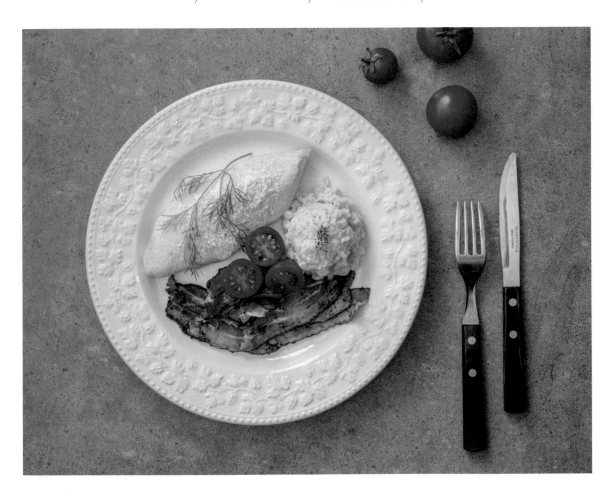

材料
培根50g
雞蛋2顆
牛奶100ml
起司片1片
馬鈴薯100g
蕃茄1顆
沙拉油1匙
鹽少許

碳水化合物——25g
脂肪————————33g
蛋白質————————28g
膳食纖維————5.3g

這是咖啡廳常見的早午餐菜單——培根、歐姆蛋和馬鈴薯泥所組合而成。早上起得晚，想要來杯咖啡配早午餐嗎？可以試試看這菜單。

① 馬鈴薯蒸熟後壓成泥，拌入起司。
② 雞蛋裡加入牛奶和鹽，平底鍋上抹上沙拉油，倒入蛋液煎成歐姆蛋。
③ 接著煎培根。
④ 最後盛盤上桌囉。

NOTE 起司片也可以改用1匙帕瑪森起司粉代替。

卡路里只有一般早午餐的一半

居家早午餐2

20～30min / 煮 / 冷藏保存
當天食用完畢 / 487kcal

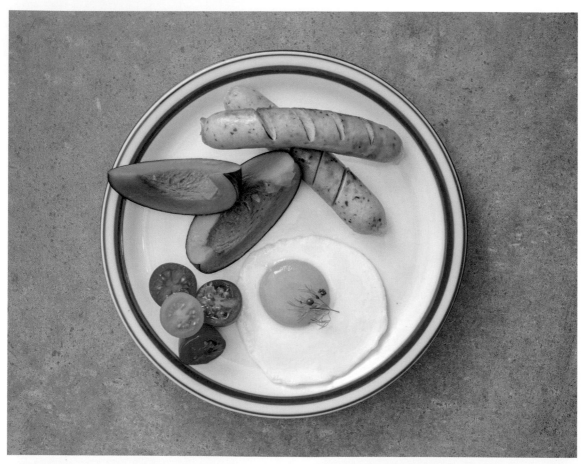

材料
雞胸肉香腸120g
雞蛋1顆
南瓜200g
蕃茄1顆
巴薩米克醋1匙
沙拉油1匙

碳水化合物——26g
脂肪——27g
蛋白質——32g
膳食纖維——1g

這是第二道早午餐菜單,用蛋白質豐富的食材和烤南瓜,維持低碳菜單的同時,還能愉快地享用美食。

① 南瓜蒸熟後拿去烤。
也可在微波爐裡放入少量的水,加熱約8分鐘。

② 在熱鍋裡放上劃刀的雞胸肉香腸,充分煎熟。

③ 再煎荷包蛋。

④ 將巴薩米克醋淋在蕃茄上,就完成了。

NOTE 雞胸肉香腸請選擇肉含量高的購買。

重口味後的清爽

消水腫果汁

| 20～30min | / | 攪打 | / | 冷藏保存
當天飲用完畢 | / | 45kcal |

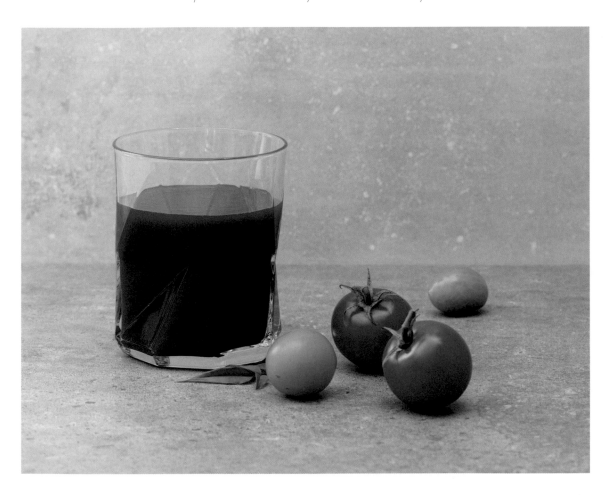

材料
甜菜（根）50g
蕃茄100g
甘藍葉2片
水300ml

碳水化合物————8g
脂肪————————0g
蛋白質—————2.8g
膳食纖維———3.6g

如果擔心吃完重口味的食物隔天會水腫，或是平時想排水腫，就請喝這杯果汁。食材有豐富鉀元素的甜菜根和排鈉效果好的蕃茄。

① 　　將所有食材一起打勻即可。

NOTE 因為甜菜根很硬不好打碎，請先切小塊再放入果汁機。

喝完酒的隔天

解酒果汁

20～30min　／　煮、攪打　／　冷藏保存
當天飲用完畢　／　37kcal

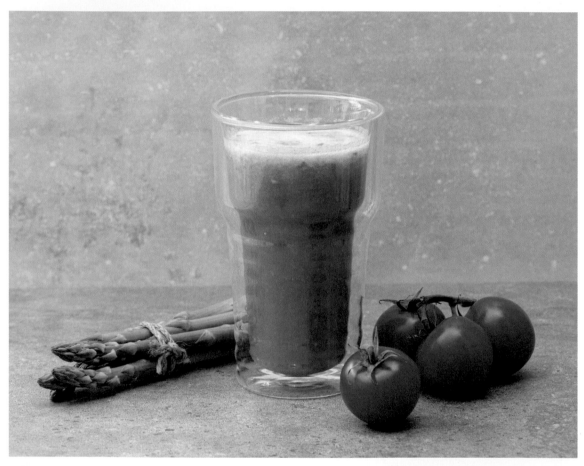

材料
蘆筍1把
蕃茄100g
水300ml
蜂蜜1／2匙

碳水化合物————8g
脂肪————————0g
蛋白質——————1g
膳食纖維————2.6g

蕃茄裡的茄紅素有助於酒精代謝，蘆筍含消除宿醉的天門冬胺酸（aspartic acid），是由這兩種食材所做的解酒果汁。拒絕高卡路里的解酒湯，來杯窈窕的解酒果汁吧。

①　　　將蘆筍放入滾水中汆燙30秒。
②　　　所有材料放入果汁機中攪打。

NOTE 如果想增加甜味，可以加1～2匙的阿洛酮糖。

奇亞籽奶昔

20～30min / 攪打 / 冷藏保存
當天飲用完畢 / 117kcal

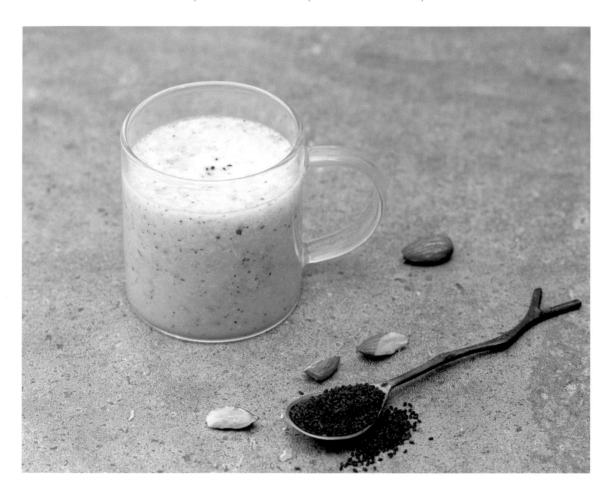

材料
奇亞籽1匙
阿洛酮糖1匙
杏仁5粒
水300ml

碳水化合物———8g
脂肪————————7g
蛋白質——————5g
膳食纖維————1.5g

在吃到飽buffet餐廳很容易就吃過量，無法耐住口腹之慾，或是擔心肚子餓到難以忍受的話，出門前請先來杯可以維持長時間飽足感的奶昔吧。

① 所有材料放入果汁機裡攪打。
② 在奇亞籽泡開前喝完。

NOTE 奇亞籽脹大後，口感會變得濃稠難以吞嚥。

取代整杯都是糖的巧克力拿鐵

無糖巧克力拿鐵

| 20～30min | / | 攪拌 | / | 冷藏保存
當天飲用完畢 | / | 267kcal |

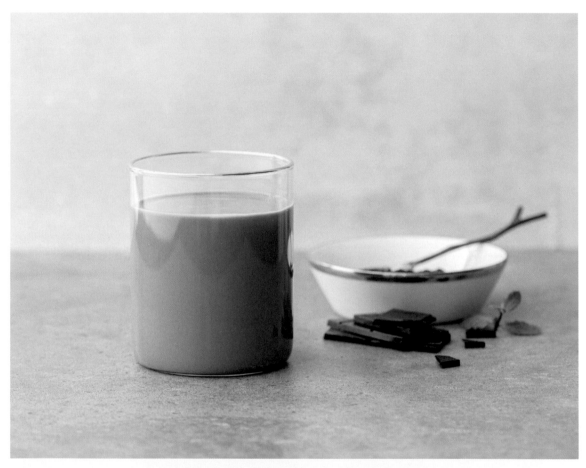

材料
可可粉2匙
阿洛酮糖3匙
牛奶300ml

推薦的配料
濃縮咖啡1份

碳水化合物——18g
脂肪————15g
蛋白質————15g
膳食纖維———9.4g

相信香甜濃郁的巧克力拿鐵是許多人的靈魂伴侶吧！不過，一旦知道它的含糖量你肯定會嚇一大跳。現在，我們就動手來做一杯無糖的來享用吧！

① 　　將所有材料放入杯中，用湯匙攪拌均勻。

NOTE 請購買100%無糖的可可粉。

取代整杯都是糖的抹茶拿鐵

無糖抹茶拿鐵

| 20～30min | / | 攪拌 | / | 冷藏保存
當天飲用完畢 | / | 218kcal |

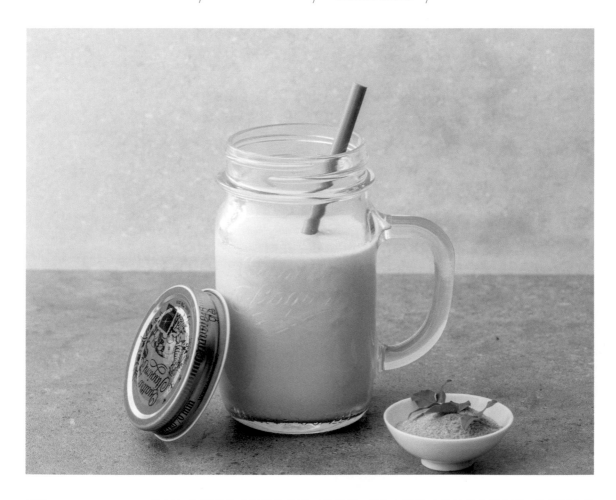

材料
抹茶粉半匙（7g）
牛奶300ml
阿洛酮糖3匙

推薦添加的配料
椰奶

碳水化合物————20g
脂肪————10g
蛋白質————12g
膳食纖維————1g

這是加入帶點苦味的抹茶所做成的拿鐵。與知名連鎖店的抹茶拿鐵相比，熱量減少了20%，糖量減少將近40%，製作方式相當簡單。

① 在50ml的熱水中加入抹茶粉使之溶解。
用熱水才能讓抹茶粉完全融解。

② 再加入牛奶、阿洛酮糖攪拌。

NOTE 使用遮光栽培的抹茶，香氣會更濃厚。

取代整杯都是糖的紅茶拿鐵

無糖紅茶拿鐵

| 20〜30min | / | 攪拌 | / | 冷藏保存
當天食用完畢 | / | 195kcal |

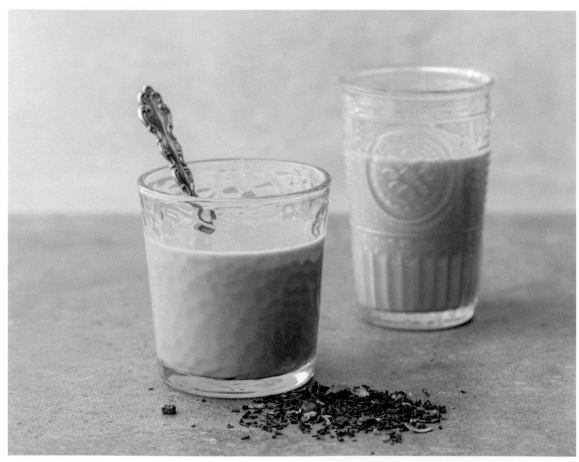

材料
紅茶茶葉1匙
阿洛酮糖3匙
牛奶300ml
水100ml

碳水化合物────17g
脂肪────────10g
蛋白質───────9g
膳食纖維──────0g

現泡紅茶與牛奶結合的紅茶拿鐵,相較於市售商品少了人工香精,香氣更天然。而且還能減少一半的糖攝取量,真是一石二鳥呢!

① 　　將茶葉放入熱水中沖泡10分鐘。
② 　　將沖泡好的紅茶加入牛奶和阿洛酮糖攪拌均勻。

[NOTE] 紅茶建議使用伯爵茶或是國寶茶。

取代整杯都是糖的黑芝麻拿鐵

無糖黑芝麻拿鐵

20～30min / 攪拌 / 冷藏保存
當天飲用完畢 / 212kcal

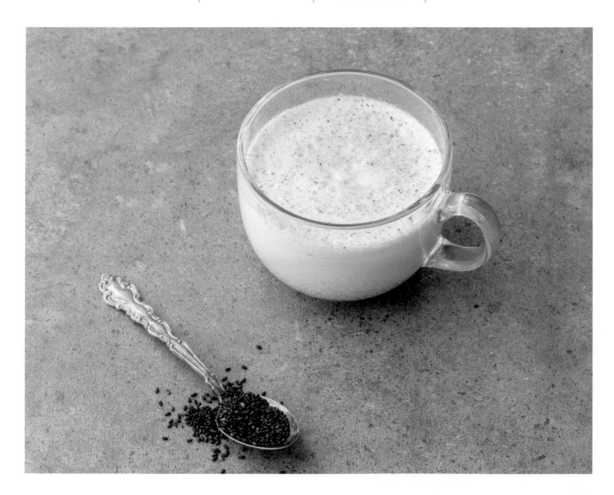

材料
黑芝麻1匙（15g）
牛奶200ml
阿洛酮糖2匙
濃縮咖啡1份

推薦的配料
黑豆粉

碳水化合物————15g
脂肪————————13g
蛋白質————————9g
膳食纖維————————0g

香醇的黑芝麻拿鐵一直都是人氣飲品，但是裡面也加了很多糖。在家也能輕鬆做出無糖版本，可以喝得更健康！

① 黑芝麻磨碎與阿洛酮糖攪拌均勻。
以此狀態放進冷藏保存，可以吃很久。

② 將黑芝麻及牛奶倒入杯中，再將濃縮咖啡加進去。

NOTE 一份濃縮咖啡可以換成一匙咖啡粉。

取代整杯都是糖的草莓拿鐵

無糖草莓拿鐵

20～30min / 煮、攪拌 / 冷藏保存
當天飲用完畢 / 220kcal

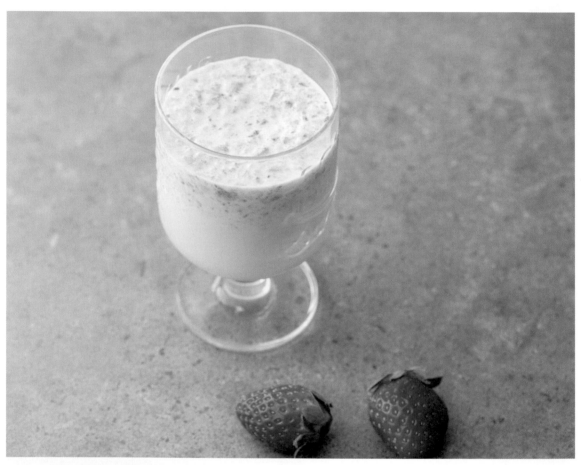

材料
牛奶300ml
草莓500g
阿洛酮糖1杯

碳水化合物———23g
脂肪————10g
蛋白質————10g
膳食纖維————0g

酸甜的草莓是維他命C含量高的水果，因此對於想要美白、需要消除疲勞的人來說，是一項很好的食材。

① 　碗用熱水消毒洗淨後，放入草莓壓成果泥，接著再加入阿洛酮糖。

② 　放入鍋中短暫煮滾（不要超過5分鐘），放涼後裝進熱水殺菌過的玻璃容器冷藏保存。
　　如果想直接品嚐草莓，不煮滾也可以。

③ 　完成好的草莓醬100g和牛奶300g攪拌均勻即完成。

NOTE 也可以使用冷凍草莓。

無糖煉乳拿鐵

| 30～40min | 煮、攪拌 | 冷藏保存
當天飲用完畢 | 249kcal |

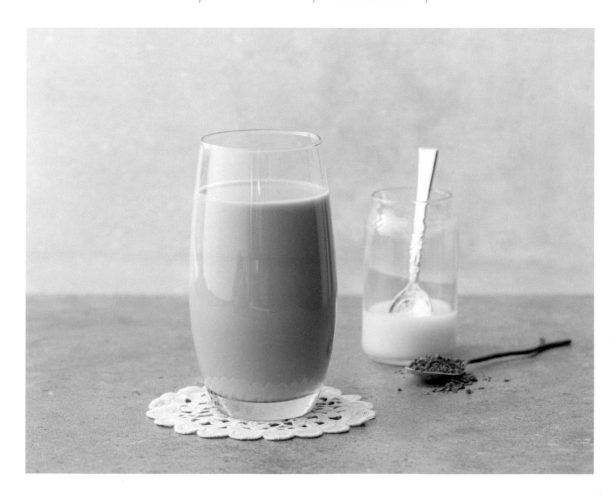

材料
牛奶300ml
濃縮咖啡1份
阿洛酮糖120ml
（2／3杯）
牛奶600ml

碳水化合物——22g
脂肪——13g
蛋白質——12g
膳食纖維——0g

煉乳和濃縮咖啡的組合苦中帶甜，但是在製作煉乳時可是加了大量的白糖，而這款無糖的煉乳拿鐵食譜，可以讓你放心享用。

① 阿洛酮糖和牛奶倒入鍋中，用小火煮到有點黏稠。
② 水量煮到剩一半時關火，裝進用熱水消毒過的玻璃瓶中。
③ 完成的煉乳50g和牛奶混合均勻後，再倒入濃縮咖啡。

NOTE 濃縮咖啡1份也可以用1匙咖啡粉代替。

取代整杯都是糖的Mojito

無糖無酒精Mojito

20～30min　/　攪拌　/　冷藏保存
當天飲用完畢　/　10kcal

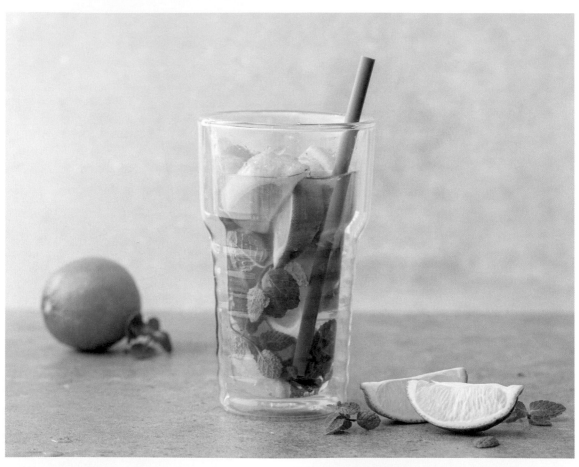

材料
氣泡水300ml
萊姆半顆
阿洛酮糖1／3杯（60ml）
薄荷葉5g

碳水化合物——2g
脂肪————0g
蛋白質————0g
膳食纖維——0g

萊姆和甜氣泡水組合成了迷人的無酒精Mojito（雞尾酒）。一般市售的含糖量不低，但現在要做的這款無糖氣泡飲，則能喝得更沒負擔喔。

① 　萊姆用鹽把表皮洗乾淨。

② 　氣泡水裡加入阿洛酮糖，接著放入萊姆片。

③ 　再加入薄荷葉，然後用攪拌棒輕搗，讓薄荷的香氣融入到液體中。

NOTE 也可以用草莓、葡萄柚、柳橙來製作。

取代一般多糖蛋糕

減糖南瓜起司蛋糕

60min / 烤、攪拌 / 冷藏保存 當天飲用完畢 / 390kcal

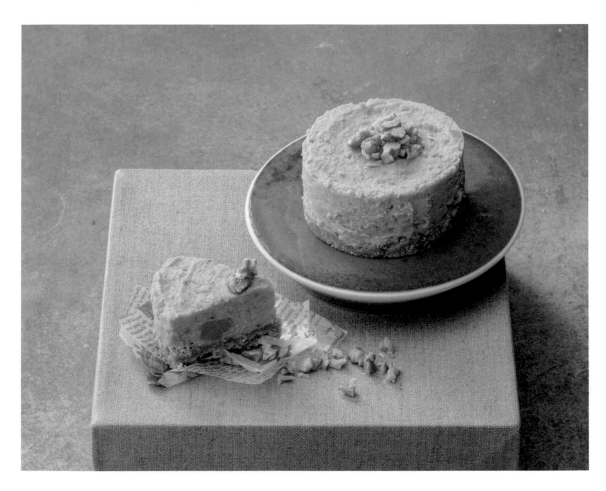

材料
南瓜500g
阿洛酮糖1／2杯
奶油起司100g
杏仁100g
牛奶600ml
消化餅4塊

碳水化合物——21g
脂肪————29g
蛋白質————11g
膳食纖維————10g

碳水含量相對低的南瓜，本身就是很甜的食材，與奶油起司結合就能化身爲一道美味的甜點。

① 南瓜去皮後放入烤箱或氣炸鍋烤20～30分鐘，讓水分完全蒸發並充分熟透。

② 利用調理機或果汁機，將所有材料攪打成糊（除了消化餅以外）。

③ 將消化餅壓碎，壓得緊緊的作爲蛋糕基底，接著倒入南瓜慕斯。

④ 放入冷凍庫冰30分鐘。

NOTE 如果購買杏仁粉會更好。

取代一般多糖蛋糕

減醣紅蘿蔔蛋糕

| 20～30min | 蒸 | 冷藏保存
當天食用完畢 | 364kcal |

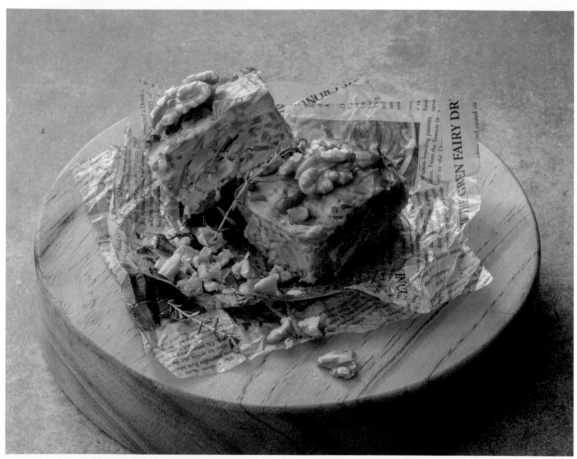

材料

紅蘿蔔300g
核桃300g
雞蛋3顆
奶油起司50g
牛奶200ml
奶油20g
低筋麵粉4匙（60g）
阿洛酮糖1／3杯（60ml）
鹽、沙拉油 少許

碳水化合物——27g
脂肪————23g
蛋白質————11g
膳食纖維————12g

看似減肥時可以吃的胡蘿蔔蛋糕，其實加了許多糖和奶油，熱量超乎想像。讓我來告訴你，如何精簡糖、麵粉、奶油的用量，製作健康的紅蘿蔔蛋糕。

① 　　將紅蘿蔔和核桃切碎備用。

② 　　所有材料攪拌在一起（奶油起司和奶油融化後混合在一起）。

③ 　　在飯鍋裡塗上一層油。

④ 　　倒入蛋糕糊，蒸40分鐘。

NOTE 低筋麵粉的作用是撐起蛋糕體，所以只需少量使用。

取代一般多糖提拉米蘇

減醣提拉米蘇

20～30min / 攪拌 / 冷藏保存
當天食用完畢 / 440kcal

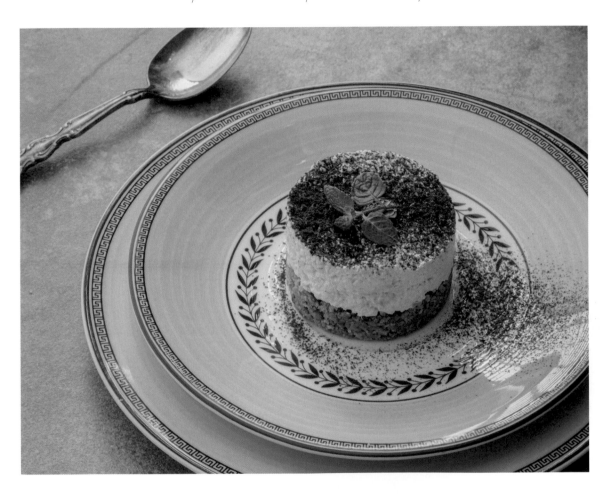

材料
消化餅2塊
奶油起司70g
豆腐70g
咖啡粉1／2匙
可可粉1／2匙
阿洛酮糖3匙

碳水化合物───25g
脂肪───32g
蛋白質───13g
膳食纖維───2g

高熱量的奶油起司用量減半，用柔軟香濃的豆腐取代製成的提拉米蘇。不管是視覺、味覺都沒有太大的差異，營養成分卻向上提升。

① 請準備直徑10公分的蛋糕模具。

② 豆腐用棉布將水分去除後，加入奶油起司、阿洛酮糖混合均勻，製成奶油慕斯。

③ 將消化餅壓碎，做成蛋糕基底。

④ 在熱水中加入2匙咖啡粉融化後，倒在消化餅上。

⑤ 接著將步驟2的奶油慕斯平鋪在上面，撒上可可粉。

⑥ 放入冷藏30分鐘使之凝固。

取代一般能量棒

減醣奇亞籽堅果棒

20～30min / 烤 / 冷藏保存 當天食用完畢 / 122kcal

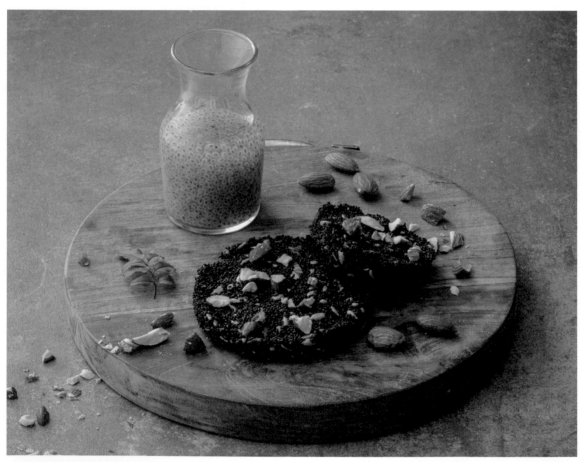

材料
奇亞籽100g
杏仁70g
葵瓜子70g
阿洛酮糖1／2杯

碳水化合物——7g
脂肪————8g
蛋白質————5g
膳食纖維——4g

奇亞籽的特性是遇到水會膨脹30倍，所以很適合運用在減肥時，作為提供飽足感的食材。快來製作方便攜帶的堅果棒，在飢餓時大方地補充。

① 所有材料混合在一起。

② 烤盤鋪上烘焙紙，將材料鋪滿烤盤壓緊。

③ 放進預熱180度的烤箱裡烘烤10～15分鐘。

④ 烤好放涼後切成10等分，個別包裝冷藏保存。

NOTE 奇亞籽也可以改用芝麻。

取代一般巧克力棒

減醣巧克力蛋白棒

20～30min / 攪拌、烤 / 冷藏保存當天食用完畢 / 120kcal

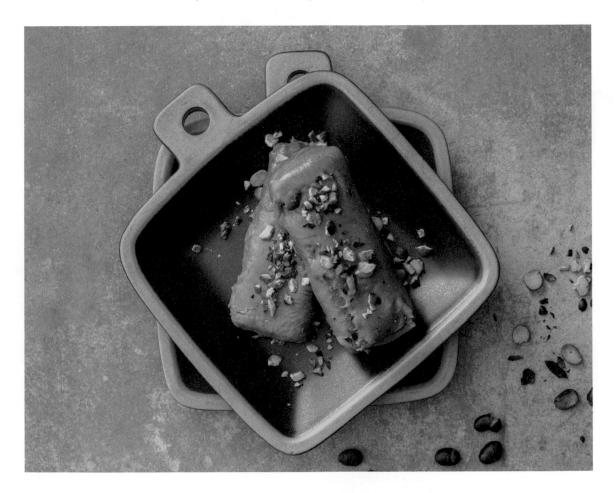

材料
可可粉1匙（15g）
分離乳清蛋白粉
4匙（60g）
黑豆粉50g
無糖豆漿50ml
椰子油3匙（30g）
阿洛酮糖3匙
鹽少許

碳水化合物————4g
脂肪————6g
蛋白質————12g
膳食纖維————2g

市售蛋白棒的含糖量比想像中來得多，若想購買成份好的，價格肯定更高。所以，利用分離乳清蛋白親自製作蛋白棒，是最適合不過的。

① 可可粉、分離乳清蛋白、黑豆粉一起混合。

② 接著放入融化的椰子油、阿洛酮糖、無糖豆漿一起攪拌均勻。

③ 戴上塑膠手套將麵糊充分拌勻，烤盤鋪上烘培紙，將材料鋪滿烤盤壓緊。

④ 放入冷藏30分鐘以上，凝固後切成7等份，個別包裝保存。

NOTE 黑豆粉也可以改用杏仁粉。

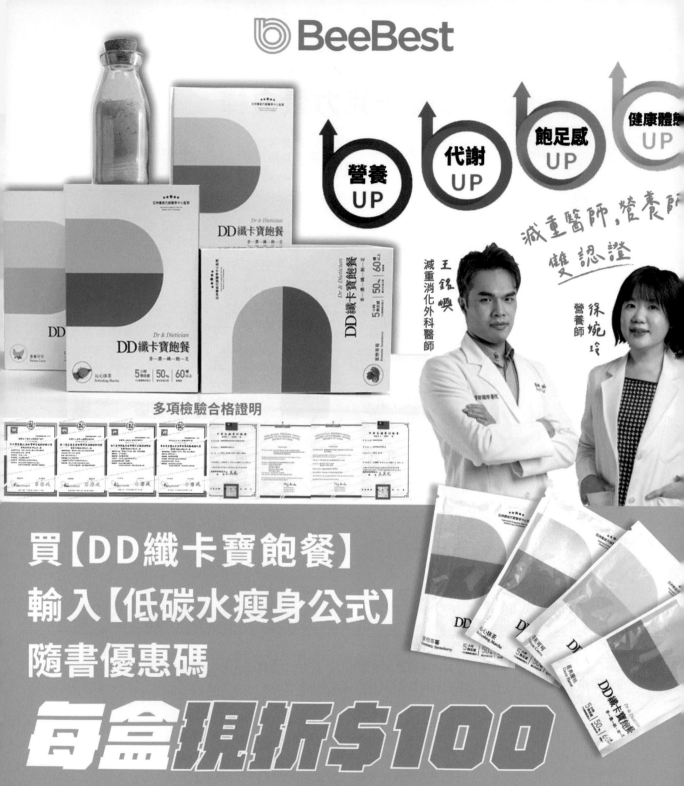

低碳水瘦身公式

—— 最正確又美味的120道低碳菜單，4週就能成功減重6kg

作者　李瑞慶

出版發行

橙實文化有限公司 CHENG SHI Publishing Co., Ltd

粉絲團 https://www.facebook.com/OrangeStylish/

MAIL: orangestylish@gmail.com

作　者	李瑞慶	
總 編 輯	于筱芬	CAROL YU, Editor-in-Chief
副總編輯	謝穎昇	EASON HSIEH, Deputy Editor-in-Chief
業務經理	陳順龍	SHUNLONG CHEN, Sales Manager
行銷主任	張佳懿	KAYLIN CHANG, Social Media Marketing
美術設計	楊雅屏	Yang Yaping
製版／印刷／裝訂	皇甫彩藝印刷股份有限公司	

———— 編輯中心 ————

ADD／桃園市大園區領航北路四段382-5號2樓
2F., No.382-5, Sec. 4, Linghang N. Rd., Dayuan Dist., Taoyuan City 337, Taiwan (R.O.C.)
TEL／（886）3-381-1618 FAX／（886）3-381-1620

———— 經銷商 ————

聯合發行股份有限公司
ADD／新北市新店區寶橋路235巷弄6弄6號2樓
TEL／（886）2-2917-8022　FAX／（886）2-2915-8614
初版日期 2022年9月